高等职业教育"十三五"规划教材

应用微生物与免疫学实验实训教程

杨凤琼　李　岩　主　审
陈辉芳　陈　聪　主　编

科学出版社
北　京

内 容 简 介

本书是遵循"以就业为导向,以能力为本位,以发展技能为核心"的职业教育培养理念编写的,并配有与之相关的应用微生物与免疫学理论教材。本书主要内容分为五部分,即绪论、应用微生物实验实训、免疫技术实验实训、应用微生物与免疫学练习题及答案、附录。本书中的每个实验详细列出实验目的、实验器材、实验原理、实验步骤、实验内容、实验结果及思考题等。学生通过对综合实验实训项目和设计实验实训项目的学习,可达到将应用微生物与免疫学知识和技能融会贯通的教学目标。

本书可作为高等职业院校食品、医药、环境、检验、营养等专业的应用微生物与免疫学实验实训课程教材,也可供生物科技人员查阅参考。

图书在版编目(CIP)数据

应用微生物与免疫学实验实训教程/陈辉芳,陈聪主编. —北京:科学出版社,2018

(高等职业教育"十三五"规划教材)

ISBN 978-7-03-055611-0

Ⅰ. ①应··· Ⅱ. ①陈··· ②陈··· Ⅲ. ①微生物学-实验-高等职业教育-教材 ②免疫学-实验-高等职业教育-教材 Ⅳ. ①R37-33 ②R392-33

中国版本图书馆 CIP 数据核字(2017)第 290589 号

责任编辑:李耀威 吕燕新 刘 杨 / 责任校对:张 曼
责任印制:吕春珉 / 封面设计:东方人华平面设计部

科学出版社 出版
北京东黄城根北街 16 号
邮政编码:100717
http://www.sciencep.com

三河市骏杰印刷有限公司 印刷
科学出版社发行 各地新华书店经销

*

2018 年 4 月第 一 版　　开本:787×1092　1/16
2020 年 12 月第二次印刷　　印张:11
字数:250 000
定价:28.00 元
(如有印装质量问题,我社负责调换〈骏杰〉)
销售部电话 010-62136230　编辑部电话 010-62135120-2005

版权所有,侵权必究
举报电话:010-64030229;010-64034315;13501151303

本书编委会

主　审　杨凤琼（广东岭南职业技术学院）

　　　　李　岩（广东岭南职业技术学院）

主　编　陈辉芳（广东岭南职业技术学院）

　　　　陈　聪（广东岭南职业技术学院）

副主编（排名不分先后）

　　　　易建华（中山大学附属第一医院东院）

　　　　姚　莉（广东科贸职业学院）

　　　　曹　华（广东岭南职业技术学院）

　　　　夏　红（广州市番禺中心医院）

　　　　徐晓可（广东岭南职业技术学院）

参　编（排名不分先后）

　　　　程哲灏（广东岭南职业技术学院）

　　　　周金兰（广东岭南职业技术学院）

　　　　江燕妮（广东岭南职业技术学院）

　　　　阮仲航（广东岭南职业技术学院）

　　　　陈杏晔（广东岭南职业技术学院）

　　　　列海涛（广东岭南职业技术学院）

　　　　郑小虎（广东岭南职业技术学院）

　　　　刘　芸（广州市医药职业学校）

前言 Preface

本书是与高等职业院校食品、医药、环境、检验、营养等专业应用微生物理论教材相配套的实验实训教程,旨在培养学生综合分析问题和解决实际问题的能力。

本书共分为五大部分,绪论介绍了微生物实验室规则、微生物实验室意外事故的处理、微生物实验记录和实验报告的要求及格式。第一篇为应用微生物实验实训,介绍了应用微生物实验基本操作及主要设备的使用方法、应用微生物基础实验及综合实验实训项目。第二篇为免疫技术实验实训,介绍了免疫学实验室规则、免疫技术基础实验实训项目、综合实验实训项目和免疫技术设计实验实训项目。第三篇为应用微生物与免疫学练习题及答案,题目形式多样化,以便激发学生的学习兴趣,供学生巩固应用微生物学理论知识和实验技能,提高学习效果。附录则提供较为详细的应用微生物与免疫学的试剂和培养基的配制和使用方法等。本书的主要特点如下。

1. 实验内容

除了基础实验和技能的介绍外,重点引入综合实验和设计实验,其内容涵盖了微生物在医药学、工业、农业、食品及环境工程等方面的应用,给学生提供了综合训练的机会,也是开展业余科研的基础和指导。

2. 编排形式

大多数实验包括实验器材、基本原理、方法与步骤等内容。还有一些与实验相关的、能激发学生兴趣和思考的拓展知识,这些内容的编排十分醒目,有利于学生更主动、正确地完成实验。

3. 应用"思考题"加强教材的启发性、开拓性和应用性

在基础实验教材中做到既强调基本技能的训练,又使学生的思想不受其束缚,敢于破旧立新,是编者编写本书的指导思想。在每一个实验后面的"思考题"及第二篇的习题中,编者通过下列不同类型的问题使学生在"做"和"思考"中做到举一反三、触类旁通。

1)理解和复习性质的问题,主要是加强学生对基本技能和知识的消化和吸收。

2)启发性和开拓性的问题,主要是启发学生思维,使学生敢于提出分析和解决问题的新思路和新途径。

3)与实际应用相联系的问题,主要在于使学生在学习基础实验的基础上能举一反

三，用于实践。

本书由广东岭南职业技术学院等单位负责编写，是广东岭南职业技术学院"应用微生物与免疫学"课程教改的重要成果之一。由杨凤琼、李岩担任主审，陈辉芳、陈聪担任主编，易建华、姚莉、曹华、夏红、徐晓可担任副主编，程哲灏、周金兰、江燕妮、阮仲航、陈杏晔、列海涛、郑小虎、刘芸参加编写。

在编写本书的过程中，编者得到了同行及参编院校的热情鼓励和支持，在此一并表示衷心的感谢，同时也对所选用参考文献及有关资料的作者深表谢意。

因编写时间仓促，本书难免有疏漏之处，恳请各位专家和读者批评指正。

2017 年 8 月

目 录 Contents

绪论 ··· 1

第一篇 应用微生物实验实训

第一章 微生物实验基本操作及主要设备的使用方法 ························ 11
第一节 微生物实验室常用器皿 ·· 11
第二节 微生物实验室常用设备及操作注意事项 ·· 21

第二章 应用微生物基础实验实训项目 ··· 35
实验一 显微镜的构造及使用方法 ··· 35
实验二 酵母菌细胞形态观察和死、活细胞的染色鉴别 ·································· 39
实验三 显微镜油镜的使用方法 ·· 40
实验四 细菌的涂片及简单染色法 ··· 42
实验五 细菌的革兰氏染色法 ··· 44
实验六 细菌芽孢、荚膜的染色及观察 ··· 47
实验七 假丝酵母假菌丝的培养及观察 ··· 50
实验八 培养基的配制及灭菌 ··· 51
实验九 微生物的纯培养技术 ··· 61
实验十 空气中微生物的测定和计数 ·· 67
实验十一 样品中菌落总数的检验 ··· 69
实验十二 样品中大肠菌群的检验 ··· 72

第三章 应用微生物综合实验实训项目 ··· 77
实验十三 土壤中微生物的分离、纯化及无菌操作技术 ·································· 77
实验十四 微生物菌种保藏 ·· 80
实验十五 营养缺陷型的筛选与鉴定 ·· 89

第二篇 免疫技术实验实训

第一章 免疫学概述 ··· 95
第二章 免疫学实验室规则 ·· 96
第三章 免疫技术基础实验实训项目 ··· 97
实验十六 免疫血清的制备 ·· 97
实验十七 直接凝集反应 ·· 100

实验十八　补体参与的反应 …………………………………………………………… 102
　　实验十九　T 淋巴细胞和 B 淋巴细胞的分离 ………………………………………… 105

第四章　免疫技术综合实验实训项目 ………………………………………………………… 109
　　实验二十　T 细胞亚群测定 ……………………………………………………………… 109
　　实验二十一　细胞因子检测技术 ………………………………………………………… 111
　　实验二十二　淋巴细胞交叉配合实验 …………………………………………………… 113

第五章　免疫技术设计实验实训项目 ………………………………………………………… 115

第三篇　应用微生物与免疫学练习题及答案

自测题及答案 ………………………………………………………………………………… 127

期末复习题及答案 …………………………………………………………………………… 132

附录 …………………………………………………………………………………………… 151
　　附录一　染色液的配制 …………………………………………………………………… 151
　　附录二　常用培养基的配制 ……………………………………………………………… 155
　　附录三　洗液的配制与使用 ……………………………………………………………… 164
　　附录四　酚的重蒸馏与饱和 ……………………………………………………………… 167

参考文献 ……………………………………………………………………………………… 168

绪 论

应用微生物与免疫学实验课的目的是，训练学生掌握应用微生物与免疫学最基本的操作技能，了解微生物学的基础知识，加深理解课堂讲授的某些微生物学理论。同时，通过实验，培养学生观察、思考、分析问题、解决问题和提出问题的能力；养成实事求是、严谨认真的科学态度，以及敢于创新的开拓精神；树立勤俭节约、爱护公物的作风。

一、实验室规则

应用微生物学实验的对象大多为病原微生物，具有传染性，因此要求进入实验室后必须严格遵守以下实验室规则：

1）每次实验前必须对实验内容进行充分预习，以了解实验的目的、原理和方法，做到心中有数，思路清楚。

2）进入实验室应穿白色实验服，离开实验室时脱下并反折放回原处，不必要的物品不得带入实验室。必须带入的书籍和文具等应放在指定的非操作区，以免受到污染。无菌操作时必须戴口罩，并且不得开电风扇。

3）实验室内禁止饮食、抽烟，不得高声谈笑或随便走动，注意保持室内安静。

4）各种实验物品应存放在指定地点，用过的器材必须放入消毒缸内，禁止随意放于桌上及冲入水槽。

5）必须送恒温箱培养的物品，应做好标记后送到指定地点。

6）实验时应小心仔细，全部操作应严格按操作规程进行，当有盛菌试管或瓶不慎打破、皮肤破伤或菌液吸入口中等意外情况发生时，禁止隐瞒或自作主张不按规定处理，须立即报告教师进行正确的处理。如有传染性的材料污染桌面、地面等，须立即用质量分数为 0.2%~0.5% 的"84"消毒液浸泡污染部位，作用 5~10min 后方可抹去。如手被活菌污染，也使用上述消毒液浸泡 5~10min 后，再用自来水反复冲洗干净。

7）爱护实验室内仪器设备，严格按操作规则使用。做实验时，应节约实验材料，若不慎损坏器材，应主动报告教师进行处理。

8）认真、及时做好实验记录，对于当时不能得到结果而需要连续观察的实验，需记下每次观察的现象和结果，以便分析。

9）实验过程中，切勿使乙醇、乙醚、丙酮等易燃药品接近火焰。

10）使用显微镜或其他贵重仪器时，要细心操作，特别爱护。

11）每次实验需进行培养的材料，应标明实验人员姓名、组别及处理方法，放于教师指定的仪器内培养。实验室中的菌种和物品等，未经教师许可，不得带出实验室。

12）每次实验完毕，必须把所有仪器洗涤干净，将实验室收拾整齐，擦净桌面，如有菌液污染桌面或其他地方，可用 3%来苏尔液或 5%（质量分数，本书中如不特殊说明，均为质量分数）石炭酸液覆盖 0.5h 后擦去，如是芽孢杆菌，应适当延长消毒时间。凡带菌的工具（如吸管、玻璃刮棒等）在洗涤前需浸泡在 3%来苏尔液中进行消毒。

13）每次实验的结果，应以实事求是的科学态度填入报告表中，力求简明准确，认真回答思考题，并及时交给教师批阅。

14）每次实验结束后由班干部安排值日生打扫室内卫生，经实验教师检查并签字后，值日生才能离开。

15）离开实验室前，将手洗净，注意关闭火、气、灯、水管、电、门窗等。

16）实验室内一切物品严禁带出实验室，如需借用，要履行登记手续，经实验室管理员同意后才能借走。

二、实验室应急物资储备

1）急救箱：包括常用的伤口处理药品和特殊的解毒剂等。
2）应急电话：安装在缓冲区。
3）工具：锤子、斧子、扳手、螺钉旋具、绳梯等。
4）适合实验室使用的灭火器、灭火毯。
5）房间消毒设备，如喷雾器和甲醛熏蒸器。
6）划分危险区域界限的器材和警告标志。
7）全套防护服（连体防护服）、手套和头套。
8）有效防护化学物质和颗粒的全面罩式防毒面具。
9）担架。

三、实验室意外事故的处理

（一）微生物实验室常见意外事故

1）手套损坏、污染及衣物污染。
2）感染性液体溅洒、污染皮肤、黏膜和眼睛。
3）实验员被刺伤、切割伤或擦伤。
4）潜在危害性气溶胶的释放。
5）感染性物质溅洒到台面、地面和其他表面。
6）在非封闭离心桶的离心机内盛有潜在感染性物质的离心管发生破裂。
7）在可封闭的离心桶（安全杯）内离心管发生破裂。
8）操作人员突然晕倒。
9）火灾和自然灾害。

（二）常见事故的处理

1. 手套损坏或污染

手套被污染时应立即脱下手套，放入黄色垃圾袋内待消毒（用消毒剂喷洒手套），然后更换新手套继续实验。

【注意】在操作高致病性病原微生物时应该佩戴双层手套。

手套损坏或污染后脱手套流程（图 0-1）：用一只手捏起另一只手套近手腕处的外缘，将手套从手上脱下并将手套外表面翻转入内。用戴着手套的手拿住该手套，用脱去手套的手指插入另一只手套腕部内面，脱下该手套使其内面向外并形成一个由两个手套组成的袋状，将其丢弃在高温消毒袋中待消毒处理。

【注意】脱手套操作要远离面部。

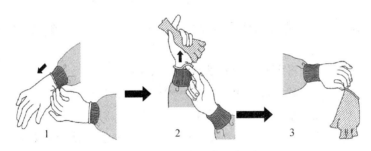

图 0-1 脱手套操作示意图

2. 衣物污染

一旦衣物被污染，应尽快脱掉最外层防护服，并注意防止感染性物质进一步扩散。将已污染的防护服放入黄色垃圾袋内，待高压灭菌。脱掉手套，到污染区出口处洗手，更换防护服和手套。必要时对发生污染及脱防护服的地方进行消毒处理。如果衣物被污染，应立即脱掉已污染的衣物，进行消毒处理。

3. 感染性液体溅洒污染皮肤、黏膜和眼睛

当感染性液体（血液、尿液标本或培养物）外溢到皮肤时，应立即停止工作，脱掉手套，并用 75%（体积分数）的酒精进行皮肤消毒，再用大量水冲洗。

当感染性液体溅入眼睛时，应立即停止工作，脱掉手套，迅速到缓冲区用洗眼器冲洗，再用生理盐水冲洗（注意动作轻柔，勿损伤眼睛）。洗眼器的使用方法如图 0-2 所示。洗眼器应放在缓冲区内。

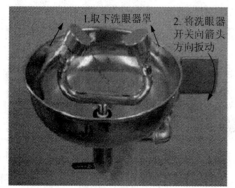 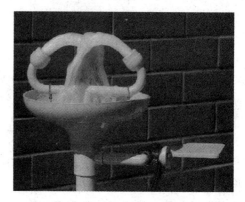

A. 取下洗眼器罩，将感染者的眼睛放到洗眼器花洒正上方，扳动洗眼器开关

B. 将洗眼器开关打开，洗眼器花洒即有清水喷出

图 0-2　洗眼器的使用

涉及高致病性病原微生物时，流下的污染水由洗眼器下方盛水箱接住，需要进行消毒处理

以上两种情况都应做适当的预防治疗和医学观察，并报告实验室安全员进行事故记录。

对手部进行消毒时，推荐使用肘动式或自动式洗手开关。

手部消毒方法：用流动水冲洗手部多次，然后将液体皂滴在手上，反复搓手，再用水彻底冲洗（动作轻柔，水不要开得太大）。

清洗完毕，用干净的纸巾或手巾擦干。也可以用 75% 的酒精擦手来清除双手的轻度污染。在没有洗手池的地点时，可以使用含酒精的"免洗"手部清洁产品替代。

若皮肤被试剂所侵蚀，先根据试剂的性质适当处理后，再用凡士林涂伤处。若为酸灼伤，应先用大量水冲洗伤处，再用稀氨水或饱和碳酸氢钠溶液冲洗，最后用水冲洗。若为碱灼伤，应先用大量水冲洗伤处，再用 0.5mol/L 乙酸溶液冲洗，最后用水冲洗。如果伤势严重，应送伤者去医院。

4. 刺伤、切割伤或擦伤

当在实验过程中遭遇刺伤、切割伤或擦伤时，应立即停止实验，脱掉手套，用清水和肥皂水清洗伤口，尽量挤出伤口处的血液，然后取出急救箱，用碘酒或 75% 的酒精擦洗伤口，进行适当的包扎，并及时就医。告知医生受伤原因及可能的微生物污染，必要时要进行医学处理。同时，向实验室安全员报告，进行事故记录。

5. 潜在危害性气溶胶的释放（在生物安全柜以外）

在以下情况下会发生危害性气溶胶的释放：
1）操作中生物安全柜突然停机或转为正压。
2）大量感染性物质溢出、溅洒。

3）非封闭离心桶的离心机内带有感染性物质的离心管发生破裂。

发生危害性气溶胶释放的处理方法如下：①所有人员必须立即撤离相关区域。②报告实验室安全员。③在 1h 内任何人不得进入事发实验室，以使气溶胶排出和重粒子沉降；无中央通风系统则应推迟进入（如 24h）。④贴出标志以示禁止入内。⑤事后由专业人员指导清除污染，如甲醛蒸气熏蒸，操作时注意防护。⑥对暴露在气溶胶中的人员应进行医学观察，必要时及时就医。

发生生物危险物质溢洒时应该：①立即通知房间内的无关人员迅速离开，在撤离房间的过程中注意防护气溶胶；②关门并张贴"禁止进入""溢洒处理"的警告标志，至少 30min 后方可进入；③撤离人员脱去个体防护装备，用适当的消毒剂和水清洗暴露皮肤；④立即通知实验室安全员。

6. 感染性液体溅洒到台面、地面或其他表面

感染性液体溢出的扩散途径：①大量液体形成不规则水渍；②部分飞溅；③小部分形成空气播散的气溶胶颗粒。

溢出处理工具（图 0-3）如下：

1）对感染性物质有效的消毒液，需要按使用要求定期配制（次氯酸钠溶液的质量分数为 0.5%～1%）。

2）消毒液盛放容器。

3）镊子或钳子、耐高压的扫帚和簸箕或其他处理锐器的机械装置。

4）足量的纸巾或其他适宜的吸附材料。

5）用于盛放感染性溢出物及清理物品的生物危害袋。

6）橡胶手套。

7）面部防护装备，如面罩、护目镜、一次性口罩等。

8）溢洒处理警示标志，如"禁止进入""生物危险"等标志。

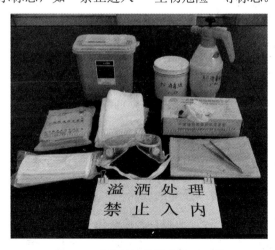

图 0-3 感染性液体溢出处理工具

感染性液体溢出的处理方法如下：

1）准备清理工具和物品。

2）穿戴适当的个体防护装备（鞋、防护服、口罩、双层手套、护目镜等）后进入实验室。需要两人共同处理溢洒物。

3）用纸巾等吸收材料覆盖溢洒物，从外围向中心倾倒适量的消毒剂，使消毒剂与混合物合并作用 30~60min（根据感染物性质）。

4）小心将吸收了溢洒物的吸收材料连同溢洒物收集到专用的收集袋或容器中，并反复用新的吸收材料将剩余物质吸净。

5）破碎的玻璃或其他锐器要用镊子或钳子处理，并将它们置于可防刺透的容器（利器盒）中。

6）用清洁剂或消毒剂清洁、擦拭被污染的表面。

7）处理的溢洒物及处理工具（包括收集锐器的镊子等）全部置于专用的收集袋或容器内封好。

8）用消毒剂喷洒或擦拭可能被污染的区域，包括手套和防护服前部。

9）脱去个体防护装备，将暴露部位向内折，置于专用的收集袋或容器中封好。

10）洗手，对所有处理用具及废物要进行高压灭菌。

7. 在非封闭离心桶的离心机内盛有潜在感染性物质的离心管发生破裂

非封闭离心桶的离心机内带有感染性物质的离心管发生破裂的处理方法如下：

1）若离心机在运行时离心管发生破裂或可能发生破裂，应关闭电源，密闭 30min 使气溶胶沉降。离心机停止运行后发现离心管破裂，应立即盖上盖子密闭 30min。

2）戴结实的手套（如厚橡胶手套）及口罩（避免吸入气溶胶），必要时可在外面戴一次性手套。

3）使用镊子清理玻璃碎片，或用镊子夹着棉花来清理。

4）破碎的离心管及离心桶、转轴和转子都应放在无腐蚀性的、对相关微生物具有杀灭作用的消毒剂内浸泡 60min 以上。

5）未破损的带盖离心管应放在另一个有消毒剂的容器中适当浸泡，或用消毒剂彻底擦拭后回收。

6）离心机内腔应用适当浓度的同种消毒剂擦拭。

7）使用含氯消毒剂后，应再用清水擦拭，并干燥。

8）清理时所使用的全部材料都应按感染性废弃物处理。

9）向实验室安全员报告，进行事故记录。

8. 在可封闭的离心桶内离心管发生破裂

如果怀疑封闭的离心桶内有管子破裂，应在生物安全柜内打开离心桶盖子查看。

当离心桶内确有管子破裂时，应松开离心桶（安全杯）盖子，但不要打开，放入黄色垃圾袋,直接高压灭菌。或者采用化学消毒法:将离心桶及内容物放到对该种微生物有效的无腐蚀性消毒剂里浸泡 60min 以上。

离心杯在经消毒剂浸泡后,应再用清水洗净后干燥。

向实验室安全员报告,进行事故记录。

9. 操作人员突然晕倒

当操作人员突然晕倒时,其他人员应保持冷静,并迅速更换新手套,将晕倒的人员上身扶起,使其背和头靠在救护者的胸前。救护者的双手和胳膊架在晕倒的人的腋下,将晕倒的人拖到缓冲区,并用应急电话向室外人员求援。等待急救人员期间,救护者帮助晕倒的人脱掉口罩、手套,并尽可能脱掉防护服,然后自己脱掉防护服。

10. 火灾和自然灾害

事先应制定相应的应急预案,培训实验室消防员(安全员)熟悉实验室业务和布局设施。事故发生时,应尽量对感染性物质进行安全处理,将其存放到适当位置后迅速撤离。紧急撤离时,应沿着墙壁所标示的紧急撤离出口指示路线撤离到非实验区,并及时向上级相关部门报告实验室潜在危险。在实验室工作人员陪同下,急救人员才能进入实验室。感染性物质应收集在防漏的盒子或结实的袋子内。

四、应用微生物与免疫学实验报告的书写要求

实验报告是做完实验后的总结,目的是提高实验能力和用于实验后的回忆和复习,将整个实验过程记录下来,并且进行分析总结,便于以后的学习。实验报告必须以实事求是、严肃认真的科学态度,按照指导书的要求按时完成。实验报告应该简明扼要、叙述准确、数据完整、绘图清晰且写实,应有讨论、有分析,结论明确。

本书中实验的实验报告内容包括:①实验项目名称;②实验目的和要求;③实验原理;④实验材料,即实验设备试剂(环境)及要求,也就是在实验中需要用到的实验物品、药品以及对环境的要求,如要求环境干净整洁、无菌等;⑤实验步骤,即具体的操作步骤;⑥实验结果,即实验最终所得的数字或者是验证性的结果;⑦讨论和分析,包括实验原理分析、为何得到这样的结果,以及实验中应注意的问题;⑧实验思考题。

第一篇

应用微生物实验实训

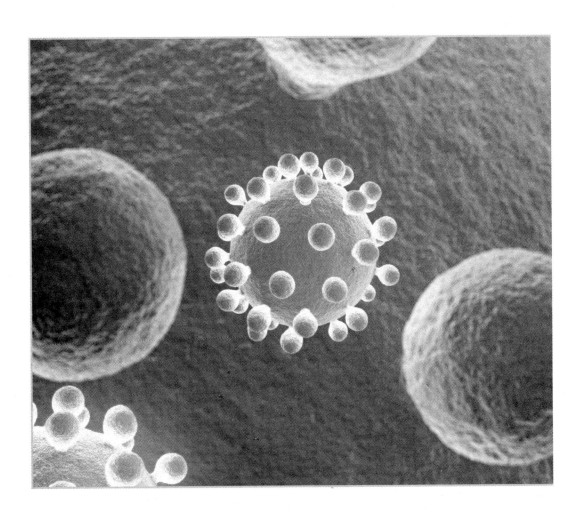

第一章 微生物实验基本操作及主要设备的使用方法

第一节 微生物实验室常用器皿

微生物实验所用的器皿,要经过消毒、灭菌后才能用来培养微生物,因此对其质量、洗涤和包扎方法有一定的要求。玻璃器皿一般要求硬质玻璃,保证在高温和短暂的烧灼条件下不会破裂;玻璃器皿的游离碱含量要少,否则会影响培养基的酸碱度;玻璃器皿的形状和包扎方法要求能防止污染杂菌;洗涤玻璃器皿的方法不当,也会影响实验结果。目前国外微生物学实验室中,有些玻璃器皿(如培养皿、吸管等)已被一次性塑料制品所代替,但玻璃器皿仍是重要的实验室用具。本节将主要对玻璃器皿做详细介绍,同时也对接种或转移微生物工具做相应的说明。

(一)器皿的种类、要求与应用

1. 试管

微生物学实验室所用玻璃试管的管壁必须比化学实验室的厚些,这样在塞棉塞时管口才不会破损。试管的形状要求没有翻口(图1-1-1中A),不然,微生物容易从棉塞与管口的缝隙间进入试管造成污染,也不便于盖试管帽。有的实验要求尽量减少试管内的水分蒸发,则需要使用螺口试管,盖以螺口胶木塞或塑料帽(图1-1-1中B和C)。培养细菌一般用金属(如铝)帽或棉塞(图1-1-1中D和E),也有的用泡沫塑料塞。

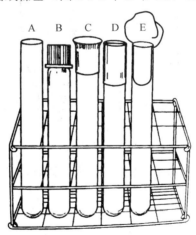

图1-1-1 试管与试管帽(塞)

A. 细菌学试管;B. 带螺口胶木塞试管;C. 带塑料帽试管;D. 带金属帽试管;E. 带棉塞试管

试管根据用途的不同,有下列三种型号:①大试管(约18mm×180mm),可盛倒平板用的培养基,也可用于制备琼脂斜面(需大量菌体时用)和盛液体培养基用于微生物的振荡培养；②中试管［(13～15mm)×(100～150mm)］，盛液体培养基培养细菌或用于制作琼脂斜面，也可用于细菌、病毒等的稀释和血清学实验；③小试管［(10～12mm)×100mm］，一般用于糖发酵或血清学实验和其他需要节省材料的实验。

2. 德汉氏小管

观察细菌在糖发酵培养基内产气情况时，一般在小试管内再套一倒置的小套管（约6mm×36mm），如图 1-1-2 中 A 所示。此小套管即为德汉氏小管，又称发酵小套管。

3. 小塑料离心管

小塑料离心管又称 Eppendorf 管（图 1-1-2 中 B），有 1.5mL 和 0.5mL 两种型号，主要用于微生物及分子生物学实验中少量菌体的离心、DNA（或 RNA）分子的检测及提取等。

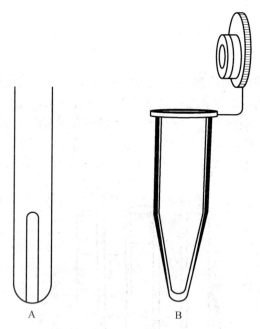

图 1-1-2　德汉氏小管（A）和小塑料离心管（B）

4. 吸管

（1）玻璃吸管和吸气器

1）玻璃吸管。微生物学实验室一般要准备 1mL、5mL、10mL 的刻度玻璃吸管。这种吸管一般有两种类型：一种称为血清学吸管，这种吸管刻度指示的容量包括管尖的液体体积，要将所吸液体吹尽（图 1-1-3）；另一种称为测量吸管，这种吸管刻度指示的容量不包括管尖的液体体积，使用时不能将所吸液体吹尽，而是到达所设计的刻度为止（图 1-1-4）。

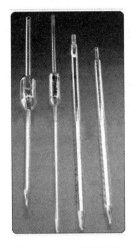

图 1-1-3 血清学吸管

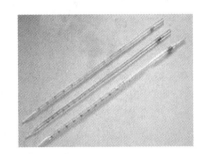

图 1-1-4 测量吸管

除有刻度的吸管外，有时还需用不计量的毛细吸管，又称滴管（图 1-1-5）来吸取动物体液和离心上清液，以及滴加少量抗原、抗体等。

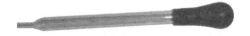

图 1-1-5 滴管

2）吸气器。在使用有刻度的玻璃吸管时，一般可采用几种不同的吸气器，如图 1-1-6 所示。使用时，将吸管插入吸气器下端，通过旋动转盘键（图 1-1-6A 中的 a），或按图 1-1-6 B 中的不同部分（b、c、s），或按图 1-1-6 C 中的 d、e 键来吸取或释放液体。

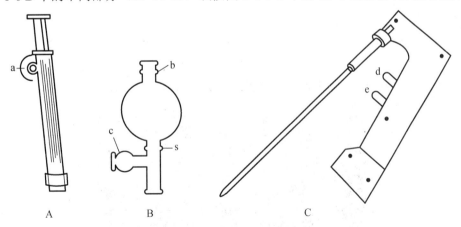

图 1-1-6 吸气管

用刻度吸量管读取液体的体积时，以液体的凹面为准。

（2）微量吸管

微量吸管又称微量加样器，主要用来吸取微量液体，规格型号很多，如图 1-1-7 所示。

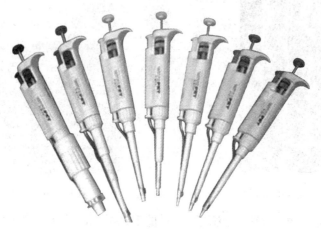

图 1-1-7　微量吸管

使用时：①将合适大小的塑料嘴牢固地套在微量吸管的下端；②旋动调节键使数字显示器上显示出所需要吸取的体积；③用大拇指按下调节键，并将吸嘴插入液体中；④缓慢放松调节键，使液体进入吸嘴，并将其移至接收试管中；⑤按下调节键，使液体进入接收试管；⑥按下排出键，以去掉用过的空吸嘴或直接用手取下吸嘴。

除了可调的微量吸管外，还有不可调的，即一个吸管只固定一种体积，其因应用范围受到限制，所以一般用得较少。

5. 培养皿

常用培养皿（图 1-1-8）的皿底直径为 90mm，高为 15mm，皿底、皿盖均为玻璃制成，但有特殊需要时，可使用陶器皿盖，因其能吸收水分，使培养皿表面干燥。例如，测定抗生素生物效价时，培养皿不能倒置培养，用陶器皿盖为好。

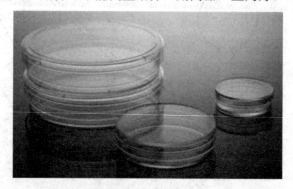

图 1-1-8　培养皿

在培养皿内倒入适量固体培养基制成平板，可用于分离、纯化、鉴定菌种，活菌计数以及测定抗生素、噬菌体的效价等。

6. 三角烧瓶与烧杯

三角烧瓶也称锥形瓶（图1-1-9），有100mL、250mL、500mL和1000mL等规格，常用来盛放无菌水、培养基和振荡培养微生物等。常用的烧杯有50mL、100mL、250mL、500mL和1000mL等，用来配置培养基与各种溶液等，如图1-1-10所示。

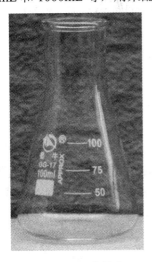

图1-1-9　三角烧瓶

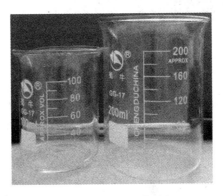

图1-1-10　不同规格烧杯

7. 注射器

注射器有1mL、2mL、5mL、10mL、20mL、25mL等规格。注射抗原于动物体内，可根据需要使用1mL、2mL、5mL的注射器；抽取动物心脏血或绵羊静脉血可使用10mL、20mL、50mL的注射器。

微量注射器有10μL、20μL、50μL、100μL等不同的型号，一般在免疫学或纸层析、电泳等实验中滴加微量样品时应用。

8. 载玻片与盖玻片

普通载玻片大小为75mm×25mm，用于微生物涂片、染色、做形态观察等。盖玻片大小为15mm×18mm。凹玻片是在一块较厚玻片的中央有一圆形凹窝（图1-1-11），做悬滴观察活菌以及微室培养用。

9. 双层瓶

双层瓶由内、外两个玻璃瓶组成（图1-1-12），内层小锥形瓶放香柏油，在用油镜观察微生物时使用，外瓶盛放二甲苯，用来擦净油镜。

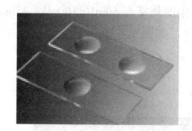

图 1-1-11 凹玻片

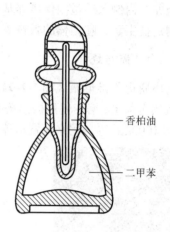

图 1-1-12 双层瓶

10. 滴瓶

滴瓶用来盛装各种染料、生理盐水等（图 1-1-13）。棕色滴瓶用于装一些性质不稳定的、见光易分解的试剂，如过氧化氢、硝酸等；透明滴瓶用于装性质较稳定的试剂，如氢氧化钠溶液、盐酸等。

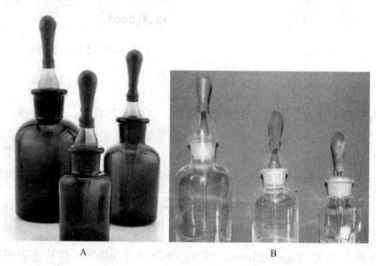

图 1-1-13 滴瓶

A. 棕滴瓶；B. 透明滴瓶

11. 接种工具

将微生物接种到适于它生长繁殖的人工培养基上或活的生物体内的过程称为接种。在实验室或工厂实践中，用得较多的接种工具是接种环、接种针。由于接种要求或方法不同，接种针的针尖部常做成不同的形状，有刀形、耙形等。有时滴管、吸管也可作为接种工具进行液体接种。在固体培养基表面将菌液均匀涂布时，需要用到涂棒。接种工具有接种针、接种环、接种钩、玻璃涂棒等，如图 1-1-14 所示。接种环和玻璃涂棒的制作方法详见图 1-1-15 和图 1-1-16。制造接种环、接种针、接种钩的金属可用铂或镍，原则是软硬适度，能经受火焰反复灼烧，又易冷却。接种细菌和酵母菌用接种环和接种针，其铂丝或镍丝直径以 0.5mm 为宜，环的内径为 2~4mm，环面应平整。

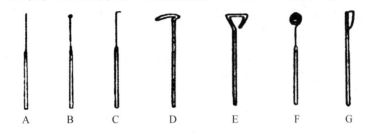

图 1-1-14　接种和分离工具

A. 接种针；B. 接种环；C. 接种钩；D、E. 玻璃涂棒；F. 接种环；G. 小解剖刀

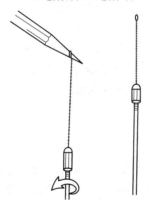

图 1-1-15　接种环的制作方法

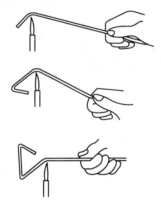

图 1-1-16　玻璃涂棒的制作方法

接种针前面的细丝是金属丝，将其绕成环形就成为接种环，将前面弯成钩或铲状就成为接种钩或接种铲。接种某些不易与培养基分离的放线菌和真菌时用接种钩或接种铲，其丝的直径要粗一些，约 1mm。用涂布法在琼脂平板上分离单个菌落时需用玻璃涂布器，它是将玻棒弯曲或将玻棒一端烧红后压扁而成的。

常用的接种方法有以下几种：

1）划线接种。这是最常用的接种方法，即在固体培养基表面做来回直线移动，就可达到接种的目的。常用的接种工具有接种环、接种针等。在斜面接种和平板划线中就常用此法。

2）三点接种。在研究霉菌形态时常用此法。此法即把少量的微生物接种在平板表面上，成等边三角形的三点，待其各自独立形成菌落后来观察、研究它们的形态。除三点外，也有在一点或多点接种的。

3）穿刺接种。在保藏厌氧菌种或研究微生物的动力时常采用此法。做穿刺接种时，使用的接种工具是接种针。使用的培养基一般是半固体培养基。它的做法是，用接种针蘸取少量的菌种，沿半固体培养基中心向管底做直线穿刺，如某细菌具有鞭毛而能运动，则在穿刺线周围能生长。

4）浇混接种。该法是将待接的微生物先放入培养皿中，然后倒入冷却至45℃左右的固体培养基中，迅速轻轻摇匀，使菌液稀释。待平板凝固后，将平板置于合适温度下培养，就可长出单个的微生物菌落。

5）涂布接种。与浇混接种略有不同，涂布接种是先倒好平板，让其凝固，然后将菌液倒入平板上面，迅速用涂棒在表面做来回涂布，让菌液均匀分布，就可长出单个微生物菌落。

6）液体接种。从固体培养基中将菌洗下，倒入液体培养基中，或者从液体培养物中用移液管将菌液接至液体培养基中，或从液体培养物中将菌液移至固体培养基中，都称为液体接种。

7）注射接种。该法是用注射的方法将待接种的微生物转接至活的生物体内，如人或其他动物中。常见的疫苗预防接种，就是通过注射接种入人体来预防某些疾病。

8）活体接种。活体接种是专门用于培养病毒或其他病原微生物的一种方法，因为病毒必须接种于活的生物体内才能生长繁殖。所用的活体可以是整个动物，也可以是某个离体活组织，如猴肾等，还可以是发育的鸡胚。接种的方式可以是注射，也可以是拌料喂养。

（二）玻璃器皿的清洗方法

清洁的玻璃器皿是实验得到正确结果的先决条件，因此，玻璃器皿的清洗是实验前的一项重要准备工作。清洗方法根据实验目的、器皿的种类、所盛的物品、洗涤剂的类别和沾污程度等的不同而有所不同。现分述如下。

1. 新玻璃器皿的洗涤方法

新购置的玻璃器皿含游离碱较多，应在酸溶液［一般用 2%（体积分数）的盐酸或洗涤液］内先浸泡数小时，浸泡后用自来水冲洗干净。

2. 使用过的玻璃器皿的洗涤方法

1）试管、培养皿、三角烧瓶、烧杯。试管、培养皿、三角烧瓶、烧杯等可用瓶刷或海绵蘸上肥皂或洗衣粉或去污粉等刷洗，然后用自来水充分冲洗干净。热的肥皂水去污能力更强，可有效洗去器皿上的油污。洗衣粉和去污粉较难将器皿冲洗干净且常在器壁上附有一层微小粒子，故要用水多次（甚至 10 次以上）充分冲洗，或可用稀盐酸摇洗一次，再用水冲洗，然后倒置于钢丝框内或有空心格子的木架上，在室内晾干。急用时可盛于搪瓷盘上，放干燥箱内烘干。

玻璃器皿经洗涤后，若内壁的水均匀分布成一薄层，表示油垢完全洗净；若挂有水珠，则还需用洗涤液浸泡数小时，然后用自来水充分冲洗。

装有固体培养基的器皿应先将培养基刮去，然后洗涤。带菌的器皿在洗涤前先浸在2%来苏尔溶液或0.25%新洁尔灭消毒液内24h或煮沸0.5h，再用上法洗涤。带病原菌的培养物应先进行高压蒸汽灭菌，然后将培养物倒去，再进行洗涤。

盛放一般培养基用的器皿经上述方法洗涤后即可使用，若需精确配置化学药品或做科研实验，要求用自来水冲洗干净后，再用蒸馏水淋洗三次，晾干或烘干后备用。

2）玻璃吸管。吸过血液、血清、糖溶液或染料溶液的玻璃吸管（包括毛细吸管）使用后立即投入盛有自来水的量筒或标本瓶内（量筒或标本瓶底应垫有脱脂棉花，否则吸管投入时容易破损），免得干燥后难以冲洗干净，待实验完毕，再集中冲洗。若吸管顶部塞有棉花，则冲洗前先将吸管尖端与装在水龙头上的橡皮管连接，用水将棉花冲出，然后装入吸管自动洗涤器内冲洗。没有吸管自动洗涤器的实验室，可用冲出棉花的方法多冲洗片刻，必要时再用蒸馏水淋洗。洗净后放搪瓷盘中晾干，若要加速干燥，可放干燥箱内烘干。

吸过含有微生物培养物的吸管也应立即投入盛有2%来苏尔溶液或0.25%新洁尔灭消毒液的量筒或标本瓶内，24h后方可取出冲洗。

吸管的内壁如果有油垢，同样应先在洗涤液内浸泡数小时，然后进行冲洗。

3）载玻片与盖玻片。用过的载玻片与盖玻片如滴有香柏油，要先用皱纹纸擦去或浸在二甲苯内摇晃几次，使油垢溶解，再在肥皂水中煮沸5～10min，用软布或脱脂棉花擦拭，立即用自来水冲洗，然后在稀洗涤液中浸泡0.5～2h，用自来水冲去洗涤液，最后用蒸馏水冲洗数次，待干后浸于95%酒精中保存备用。使用时在火焰上烧去酒精。用此法洗涤和保存的载玻片与盖玻片清洁透亮，没有水珠。

检查过活菌的载玻片与盖玻片应先在2%来苏尔溶液或0.25%新洁尔灭消毒液中浸泡24h，然后按上述方法洗涤与保存。

（三）空玻璃器皿的包扎

1. 培养皿的包扎

培养皿常用旧报纸包紧，一般以5～8套培养皿为一包，少于5套工作量太大，多于8套不易操作。包好后进行干热或湿热灭菌。如将培养皿放入金属（不锈钢）筒内进行干热灭菌，则不必用纸包，金属筒内有一个圆筒型的带盖外筒，里面放有一个装培养皿的支架（图1-1-17），此支架可自圆筒内提出，以便装取培养皿。

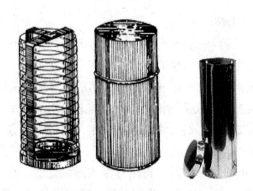

图 1-1-17　内有支架的带盖的培养皿消毒金属筒

2. 吸管的包扎

准备好干燥的吸管，在距其粗头顶端约 0.5cm 处，塞一小段约 1.5cm 长的棉花，以免使用时将杂菌吹入其中，或不慎将微生物吸出管外。棉花要塞得松紧恰当（过紧，吹吸液体太费力；过松，吹气时棉花会下滑），然后分别将每支吸管尖端斜放在旧纸条的近右端，与纸条约成 45°（图 1-1-18），并将左端多余的一段纸覆折在吸管上，再将整根吸管卷入报纸，并将左端多余的报纸打一小结。如此包好的多个吸管再用一张大报纸包好，进行干热灭菌。

如果有装吸管的铜或不锈钢筒（图 1-1-19），也可将分别包好的吸管一起装入筒内进行灭菌；若预计一筒灭菌的吸管可一次用完，也可不用报纸包，而直接装入筒内灭菌，但要求吸管尖朝向筒底。使用时，将筒卧放在桌上，用手持粗端抽出。

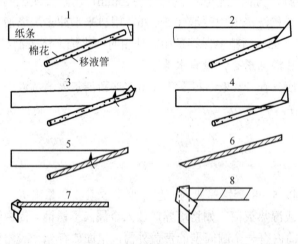

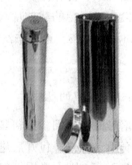

图 1-1-18　吸管的包扎　　　　　　　　图 1-1-19　装吸管的铜或不锈钢筒

3. 试管和三角烧瓶等的包扎

试管管口和三角烧瓶瓶口塞以棉花塞（做棉塞的方法见实验八）或泡沫塑料塞，

然后在棉花塞与管口和瓶口的外面用两层报纸以细线包扎好（如果能用铝箔则更好，可不必用线包扎且效果好）。进行干热或湿热灭菌时，试管塞好塞子后也可一起装在钢丝篓中，用大张报纸或铝箔将一篓试管口做一次包扎，包纸的目的在于保存期避免灰尘侵入。

空的玻璃器皿一般用干热灭菌，若用湿热灭菌，则要多用几层报纸包扎，最好在外面加一层牛皮纸或铝箔。

第二节　微生物实验室常用设备及操作注意事项

（一）微生物无菌室及安全操作规程

1. 微生物无菌室

微生物检测室也即无菌室，一般是在微生物实验室内专辟一个小房间，可以用板材和玻璃建造。无菌室外要设一个缓冲间，缓冲间的门和无菌室的门不要朝向同一方向，以免气流带进杂菌。无菌室和缓冲间都必须密闭。室内装备的换气设备必须有空气过滤装置。

无菌室内的地面、墙壁必须平整，不易藏污纳垢，便于清洗。工作台的台面应该处于水平状态。无菌室和缓冲间都装有紫外灯，无菌室的紫外灯距离工作台面 1m。工作人员进入无菌室应穿灭过菌的实验服，戴帽子。

当前无菌室多存在于微生物工厂，一般实验室则使用超净台。超净台的主要功能是利用空气层流装置排除工作台面上部包括微生物在内的各种微小尘埃。通过电动装置使空气通过高效过滤器具后进入工作台面，使台面始终处于流动无菌空气之中，且在接近外部的一方有一道高速流动的气帘防止外部带菌空气进入。

2. 安全操作规程

1）无菌室应设有无菌操作间和缓冲间，无菌操作间洁净度应达到 10000 级，室内温度保持在 20～24℃，相对湿度保持在 45%～60%。超净工作台洁净度应达到 100 级。

2）无菌室应保持清洁，严禁堆放杂物，以防污染。

3）严防一切灭菌器材和培养基污染，已污染者应停止使用。

4）无菌室应备有工作浓度的消毒液，如 5%甲酚溶液、70%酒精、0.1%新洁尔灭溶液等。

5）无菌室应定期用适宜的消毒液灭菌清洁，以保证无菌室的洁净度符合要求。需要带入无菌室使用的仪器、器械、平皿等一切物品，均应包扎严密，并应经过适宜的方法灭菌。

6）工作人员进入无菌室前，必须用肥皂或消毒液洗手消毒，然后在缓冲间更换专用工作服、鞋、帽子、口罩和手套（或用 70%酒精再次擦拭双手），方可进入无菌室进行操作。

7）无菌室使用前必须打开无菌室的紫外灯辐照灭菌 30min 以上，并且同时打开超净台进行吹风。操作完毕，应及时清理无菌室，再用紫外灯辐照灭菌 20min。

8）供试品在检查前，应保持外包装完整，不得开启，以防污染。检查前，用 70%酒精棉球消毒外表面。

9）每次操作过程中，均应做阴性对照，以检查无菌操作的可靠性。

10）吸取菌液时，必须用吸耳球吸取，切勿直接用口接触吸管。

11）接种针每次使用前后，必须通过火焰灼烧灭菌，待冷却后，方可接种培养物。

12）带有菌液的吸管、试管、培养皿等器皿应浸泡在盛有 5%来苏尔溶液的消毒桶内消毒，24h 后取出冲洗。

13）如有菌液洒在桌上或地上，应立即用 5%石炭酸溶液或 3%来苏尔溶液倾覆在被污染处至少 30min，再做处理。工作衣、帽等受到菌液污染时，应立即脱去，经高压蒸汽灭菌后洗涤。

14）凡带有活菌的物品，必须经消毒后才能在水龙头下冲洗，否则会污染下水道。

（二）高压蒸汽灭菌锅

高压蒸汽灭菌锅是一个密闭的、可以耐受一定压力的双层金属锅。锅底或夹层内盛水，当水在锅内沸腾时由于蒸汽不能逸出，锅内压力逐渐升高，水的沸点和温度可随之升高，从而达到高温灭菌的目的。一般在 0.11MPa 的压力下，121℃灭菌 20~30min，包括芽孢在内的所有微生物均可被杀死。如果灭菌物品体积较大，蒸汽穿透困难，可以适当提高蒸汽压力或延长灭菌时间。

高压蒸汽灭菌锅有卧式、立式、手提式等多种类型，在微生物学实验室中较为常用的是手提式和立式高压蒸汽灭菌锅。它们的构造及灭菌原理基本相同。高压蒸汽灭菌锅属于高压蒸汽灭菌器，它具有耐高温、耐高压、不怕潮湿等优点。此外，由于高压蒸汽灭菌锅具有造型新颖美观、结构合理、功能齐全、加热迅速、灭菌彻底等优点，因此它广泛应用于医疗、科研、食品等行业对手术器械、敷料、玻璃器皿、橡胶制品、食品、药液、培养基等物品进行灭菌，成为灭菌的得力助手。和常压灭菌锅相比，高压蒸汽灭菌锅的优点是灭菌所需的时间短、节约燃料、灭菌彻底等。

其缺点是价格昂贵，灭菌容量较小。

1. 高压蒸汽灭菌锅的结构

立式高压蒸汽灭菌锅（图 1-1-20）是一个密闭的耐高温和耐高压的双层金属圆筒，两层之间盛有水，内外锅皆由金属制成。

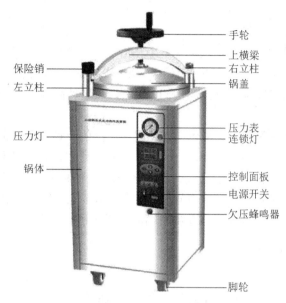

图 1-1-20　立式高压蒸汽灭菌锅示意图

（1）外锅

外锅供装水产生蒸汽之用。外锅坚厚，其上方或前方有金属厚盖，盖有螺栓，借以紧闭盖门，使蒸汽不能外溢。加热后，灭菌器内蒸汽压力升高，温度也随之升高，压力越大，温度越高。外锅壁上还装有排气阀、温度计、压力表及安全阀。排气阀用于排出空气；压力表用以表示锅内压力及温度（公制压力单位为 kg/cm^2，英制压力单位为 lb/in^2，温度单位为℃）；安全阀又称保险阀，利用可调弹簧控制活塞，超过额定压力即自行放汽减压，以保证在灭菌工作中的安全。

（2）内锅

内锅为放置灭菌物的空间，底面积大约为 $0.5m^2$。

（3）管路系统

管路系统由安全阀、真空阀、气动阀等和锅体组成，整体耐压为 6bar（$1bar=10^5Pa$）。（水压实验为 8bar）。

（4）自动控制系统

自动控制系统装有组合式温度压力自动控制记录仪，实施灭菌过程的温度、压力和时间的预先调节控制和有关参数的记录。

（5）手动控制系统

手动控制系统是通过手动阀门来调节内、外两锅的温度和压力的。手动控制同样有下水、升温、保温、上水、冷却五个阶段，其程序过程与自动控制相同。整个程序的温度、压力和时间参数仍可由组合式温度压力自动控制记录仪予以记录。

2. 高压蒸汽灭菌锅的工作原理

高压蒸汽灭菌的工作原理是水在大气中 100℃左右沸腾，水蒸气压力增加，沸腾时温度将随之增加，因此，在密闭的高压蒸汽灭菌锅内，当压力表指示蒸汽压力增加到 15lb/in^2（1.05kg/cm^2）时，温度则相当于 121.3℃，在这种温度下 20min 即可完全杀死细菌的繁殖体及芽孢。

热力灭菌是应用最早、效果最可靠、使用最广泛的一种物理灭菌方法，热力对细胞壁和细胞膜的损伤及对核酸的作用，均可导致微生物死亡，而湿热主要是使微生物蛋白质发生凝固而导致其死亡。高压蒸汽灭菌锅就是利用湿热杀灭微生物的原理而设计的。采用湿热灭菌方法的优点在于蒸汽有较强的杀菌作用，它可以使菌体蛋白质的含水量增加，导致其容易因受热而凝固，加速微生物的死亡过程。

3. 高压蒸汽灭菌锅的使用方法

（1）工作环境

高压蒸汽灭菌锅所处环境要求通风、宽敞、地面平整、干净、整洁，不能与腐蚀性物品摆放在同一空间。

（2）人员要求

操作人员应穿工作服，使用高压蒸汽灭菌锅灭菌时不得擅离工作岗位。

（3）操作步骤

1）开盖：向左转动手轮数圈，直至转动到底，使锅盖充分提起，拉起左立柱上的保险销，向右推开横梁移开锅盖。

2）通电：接通电源，此时欠压蜂鸣器发出响声，显示此灭菌锅内无压力（当锅内压力升至约 0.03MPa 时欠压蜂鸣器自动关闭），控制面板上的低水位灯亮，锅内处于断水状态。

3）加水：将纯水或生活用水直接注入灭菌锅内约 8L，同时观察控制面板上的水位灯，当加水至低水位灯灭、高水位灯亮时停止加水。当加水过多，发现内胆有存水时，开启下排气阀排出内胆中的多余水。

4）放样：将培养基堆放在灭菌筐内，各灭菌包之间留有空隙，有利于蒸汽的穿透，以提高灭菌效果。

5）密封：把横梁推向左立柱内，横梁必须全部推入立柱槽内，手动保险销自动下落锁住横梁，旋紧锅盖。

6）设定温度和时间：按"确认"键，进入温度设定状态，按上下键可以调节温度值；再次按"确认"键，进入时间设定状态，按左键或上下键设置需要的时间；再次按"确认"键，设定完成，仪器进入工作状态，开始加热升温。

7）灭菌结束后，关闭电源，待压力表指针回落零位后，开启安全阀或排汽排水总阀，放净灭菌锅内余气。

若灭菌后需迅速干燥，须打开安全阀或排汽排水总阀，让灭菌锅内的蒸汽迅速排出，使物品上残留水蒸气快速挥发。灭菌液体时严禁使用干燥方法。

8）启盖：向左转动手轮数圈，直至转动到底，使锅盖充分提起，拉起左立柱上的保险销，向右推开横梁移开锅盖。

最后，取出培养基，这时的培养基已达到灭菌的标准。

（4）注意事项

1）堆放培养基时应注意安全阀放气孔位置必须留出空隙，以保障其畅通，否则易造成锅体爆裂事故。

2）灭菌液体时，应将液体灌装在耐热玻璃瓶中，以不超过3/4体积为好，瓶口选用棉花纱塞。

3）此灭菌锅尽量使用纯水灭菌，以防产生水垢。

4）灭菌无菌包时，无菌包不宜过大（小于50cm×30cm×30cm），不宜过紧，各包裹间要有空隙，使蒸汽能对流，易渗透到包裹中央。灭菌前，打开储槽或盒的通气孔，使蒸汽流通。而且排气时能使蒸汽迅速排出，以保持物品干燥。灭菌完毕，关闭储槽或盒的通气孔，以保持物品的无菌状态。

5）灭菌布类物品时，布类物品应放在金属类物品上，否则蒸汽遇冷凝聚成水珠，使布受潮，阻碍蒸汽进入包裹中央，严重影响灭菌效果。

6）定期检查灭菌效果。经高压蒸汽灭菌的无菌包、无菌容器有效期以一周为宜。

4. 高压蒸汽灭菌效果的监测

对灭菌效果的监测有以下三种方法：

1）工艺监测，又称程序监测，即由安装在灭菌器上的量器（压力表、温度表、计时表）、图表、指示针、报警器等，来指示灭菌设备工作正常与否。此法能迅速指出灭菌锅的故障，但不能确定待灭菌物品是否达到灭菌要求。此法作为常规监测方法，每次灭菌均应进行检测。

2）化学指示监测，即利用化学指示剂在一定温度与作用时间下受热变色或变形的特点，判断是否达到灭菌所需参数。

3）生物指示剂监测，即利用耐热的非致病性细菌芽孢作为指示菌，以测定热力灭菌的效果。菌种用嗜热脂肪杆菌的生物指示剂有芽孢悬液、芽孢菌片以及菌片与培养基混装的指示管。检测时应使用标准实验包，每个包中心部位放置2个生物指示剂，放在灭菌柜的上、中层的中央各一个点，下层的前、中、后各一个点。灭菌后，取出生物指示剂，接种于溴甲酚紫葡萄糖蛋白胨水培养基中，置55～60℃温箱中培养48h至7d，观察最终结果。若培养后颜色未变，澄清透明，说明芽孢已被杀灭，达到了灭菌要求；若变为黄色混浊，说明芽孢未被杀灭，灭菌失败。

通过使用高压蒸汽灭菌锅对培养基进行灭菌，可以检测灭菌效果是否达到要求。因此，我们可以得到经过灭菌的符合要求的培养基。

5. 高压蒸汽灭菌锅的注意事项及维护

1）在设备使用过程中，应对安全阀加以维修和检查。当设备闲置较长时间重新使用时，应扳动安全阀上的小扳手，检查阀芯是否灵活，防止弹簧生锈影响安全阀跳起。同时设备工作时，当压力超过 0.165MPa 时，安全阀不开启，应立即关闭电源，打开放气阀旋钮，当压力回到 0 时，稍等 1~2min，打开容器盖并及时更换安全阀。

2）压力表应定期检查，以保证使用安全，若压力表指示不稳定或不能恢复到 0 时，应及时检修或更换。

3）橡胶密封圈易老化变形，如发现老化应及时更换。发现螺钉、螺母松动应及时加固。

4）堆放灭菌物品时，严禁堵塞安全阀的放气孔，必须留有空间保证其畅通放气。

5）每次使用前必须检查外锅内水量是否保持在灭菌锅支脚处。

6）当灭菌持续进行时，在进行新的灭菌时，应留有 5min 的时间，并打开上盖让设备有时间冷却。

7）灭菌液体时，以不超过 3/4 体积为好，瓶口切勿使用未开孔的橡胶或软木塞。液体灭菌结束时不准立即释放蒸汽，必须待压力回到 0 时方可排放余汽。

8）平时应使设备保持清洁和干燥，方可延长使用年限。

（三）净化工作台

净化工作台也称超净工作台（图 1-1-21），是一种局部层流装置，能在局部形成高洁度的工作环境。它由工作台、过滤器、风机、静压箱和支撑体等组成，采用过滤空气达到使工作台操作区净化除菌的目的。室内空气经预过滤器和高效过滤除尘后以垂直或水平层流状态通过工作台的操作区，由于空气没有涡流，所以任何一点灰尘或附着在灰尘上的杂菌都能被排除，不易向别处扩散和转移，因此可使操作区保持无菌状态。

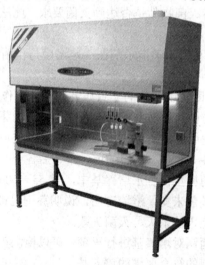

图 1-1-21 超净工作台

与无菌室和接种箱比较，使用净化工作台具有工作条件好、操作方便、无菌效果可靠、对人体无危害、占用面积小且可移动等优点。如果放在无菌室内使用，无菌效果更好。其缺点是价格昂贵，预过滤器和高效过滤器还需要定期清洗和更换。

（四）培养箱

培养箱是培养微生物的专用设备，如图1-1-22所示。制热式培养箱是由电炉丝和温度控制仪合成的固定体积的恒温培养装置，大小规格不一。微生物实验室常用的培养箱工作容积有450mm×450mm×350mm和650mm×500mm×500mm两种，适用于室温至60℃范围内的各类微生物培养。目前，随着科学水平的发展，出现了各种结构合理、功能齐全的培养箱，如恒温培养箱、恒温恒湿培养箱、低温培养箱、微生物多用培养箱和二氧化碳培养箱等。有的培养箱用计算机控制，可选择多条时间线变换温差，从而克服了环境温度的影响，一年四季均能达到培养要求的温度。微生物多用培养箱是集加热、制冷和振荡于一体的微生物液体发酵装置。培养箱工作室的温度在15～50℃范围内任意选定，选定后经温度控制仪自动控制，保持工作室内恒温。同时培养箱设有可控硅调速系统，振荡机转速可在1～220r/min范围内任意调控。

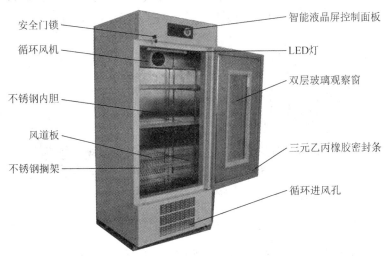

图1-1-22 微生物培养箱

（五）干燥箱

干燥箱是用于除去潮湿物料内及器皿内外水分或其他挥发性溶液的设备，如图1-1-23所示。干燥箱类型很多，有箱式、滚筒式、套间式、回转式等。微生物学实验室多用箱式干燥箱，大小规格不一。干燥箱工作室内配有可活动的铁丝网板，便于放置被干燥的物品。制热升温式干燥箱也由电炉丝和温度控制仪组成，可调节从室温至300℃范围内的任意温度。有的干燥箱采用导电温度计作为敏感元件，配合晶体管和继电器组成自动控制系统，克服了金属管型热膨胀控制的缺点。此外，还有真空干燥箱（配有真空泵和气压表），其可在常压或减压下操作。

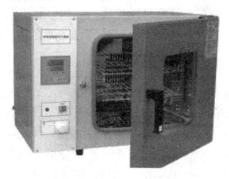

图 1-1-23　干燥箱

（六）摇床

摇床又称摇瓶机，如图 1-1-24 所示，它是培养好气性微生物的小型实验设备或作为种子扩大培养之用。常用的摇床有往复式和旋转式两种。往复式摇床的往复频率一般为 80~140 次/min，冲程一般为 5~14cm，如频率过快、冲程过大或瓶内液体装量过多，在摇动时液体会溅到包扎瓶口的纱布或棉塞上，导致杂菌污染，特别是启动时更容易发生这种情况。

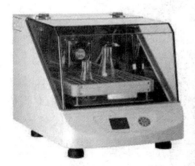 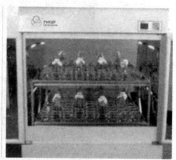

图 1-1-24　微生物实验常用摇床

旋转式摇床的偏心距一般为 3~6cm，转速为 60~300r/min。

放在摇床上的培养瓶（一般为三角烧瓶）中的发酵液所需要的氧是由空气经瓶口包扎的纱布（一般 8 层）或棉塞通入的，所以氧的传递与瓶口的大小、瓶口的几何形状、棉塞或纱布的厚度和密度有关。在通常情况下，摇瓶的氧吸收系数取决于摇床的特性和三角烧瓶的装样量。旋转式摇床利用旋转的偏心轴使托盘摆动，托盘有一层或两层，可用不锈钢板、铝板或木制板制造。在三个偏心轴上装有螺栓可调节托盘设置，使托盘保持水平。这种摇床结构复杂，造价高。其优点是氧的传递较好、功率消耗少、培养基不会溅到瓶口的纱布上。

往复式摇床是利用曲柄原理带动摇床做往复运动的，机身为铁制或木制的长方形框，有 1~3 层托盘，托盘上有用来放培养瓶的圆孔，孔中凸出一个三角形橡皮，用以固定培养瓶并减少瓶的振动。传动机构一般采用二级带轮减速,调换调速带轮可改变往复频率。偏心轮上开有不同的偏心孔,以便调节偏心距。往复式摇床的频率和偏心距的大小对氧的吸收有明显的影响。

(七) 显微镜

微生物个体微小,必须借助显微镜才能观察清楚它们的个体形态和细胞结构。因此,在微生物学的各项研究中,显微镜是不可缺少的工具。

显微镜的种类很多,根据其结构可以分为光学显微镜和非光学显微镜两大类。光学显微镜又可分为单式显微镜和复式显微镜。最简单的单式显微镜即放大镜(放大倍数常在 10 左右),构造复杂的单式显微镜为解剖显微镜(放大倍数在 200 左右)。在微生物学研究中,主要使用复式显微镜,其中以普通光学显微镜(明视野显微镜)最为常用。此外,还有暗视野显微镜、相差显微镜、荧光显微镜、偏光显微镜、紫外光显微镜和倒置显微镜等。非光学显微镜为电子显微镜。

下面以普通光学显微镜为例,简单介绍显微镜的结构和工作原理等。

1. 基本构造

普通光学显微镜由机械装置和光学系统两部分组成(图 1-1-25)。机械装置由镜座、镜臂、载物台、镜筒、物镜转换器和调焦装置(粗调焦螺旋和细调焦螺旋)等组成。光学系统包括物镜、目镜、聚光器、彩虹光圈和光源等。

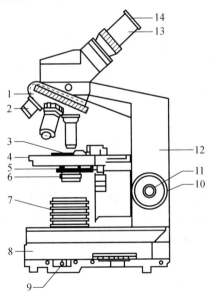

图 1-1-25 普通光学显微镜的构造

1. 物镜转换器;2. 物镜;3. 游标卡尺;4. 载物台;5. 聚光器;6. 彩虹光圈;7. 光源;8. 镜座;
9. 电源开关;10. 粗调焦螺旋;11. 细调焦螺旋;12. 镜臂;13. 镜筒;14. 目镜

2. 成像原理和性能

普通光学显微镜的成像原理如图 1-1-26 所示。将被检物体置于聚光器和物镜之间,平行的光线自反光镜折入聚光器,光线经过聚光器穿过透明的物体进入物镜后,即在目镜的焦点平面(光圈部位或附近)上形成一个初生倒置的实像。从初生实像射过来的光线,经目镜的接目透镜而到达眼球。这时的光线已变为或接近平行光,再透过眼球的晶状体时,便在视网膜后形成一个直立的实像。显微镜的主要参数包括放大倍数、工作距离、焦点距离、焦点深度、数值口径、分辨率、镜像亮度和视场亮度等。

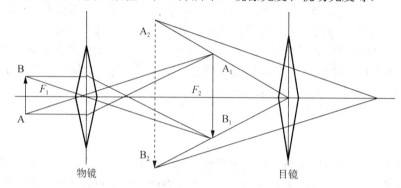

图 1-1-26 显微镜放大光学原理

AB. 物体;A_1B_1. 物镜放大图像;A_2B_2. 目镜放大图像;F_1. 物镜焦距;F_2. 目镜焦距

(1)放大倍数

在显微镜组合中,光线通过物镜先将物体放大为一个左右相反、前后倒置的实像,经目镜再次放大为一个虚像,这一虚像的大小和物体大小的比例,就叫放大倍数。

显微镜的放大倍数=物镜的放大倍数×目镜的放大倍数

=(光学镜筒长度/物镜焦距)×(明视距离/目镜焦距)

明视距离是已知数,物镜焦距和目镜焦距可在说明书上查到,而光学镜筒长度是指物镜上焦平面到目镜下焦平面的距离,一般为 160mm。

(2)工作距离

当显微镜调准焦距时,从盖玻片到物镜前透镜表面之间的距离叫工作距离。工作距离的大小和物镜的放大倍数与数值口径有关。物镜放大倍数和数值口径越大,则工作距离越小,反之越大。标准物镜的主要性质见表 1-1-1。一般油镜的工作距离最短,约 0.2mm。因此,要求盖玻片的厚度为 0.17~0.18mm。若盖玻片过厚,就不能将被检体聚焦,且易引起物镜的意外损坏。

表 1-1-1 标准物镜的主要性质

焦距/mm	光学镜筒长度/mm	放大倍数	数值口径(NA)	工作距离/mm
16	160	10×	0.28	6.5
8	160	20×	0.50	2.0

续表

焦距/mm	光学镜筒长度/mm	放大倍数	数值口径（NA）	工作距离/mm
4	160	40×	0.65	0.60
2	180	90×	1.25	0.20

（3）焦点距离（焦距）

焦距是指平行光线经过单一透镜后聚于一点，由这一点到透镜中心的距离。一个物镜通常由几个不同性质的透镜组成。因此，它的焦距的测定比较复杂。一般显微镜的物镜上都注明焦距。物镜的放大倍数越大，焦距越短。

（4）焦点深度（焦深）

在使用显微镜时，当焦点对准某一物体时，不仅位于该点平面上的各点都可看清楚，而且在此平面的上下一定厚度内，也可看清楚，这个清晰部分的厚度就是焦深。焦深与总放大倍数和数值口径成反比，因此，高放大倍数和高数值口径的显微镜的焦深就浅，不能看到标本的全厚度，必须调节螺旋仔细地从上到下进行观察。另外，被检物体周围介质（封片剂）的折射率加大可增大焦深。尤其在显微照相时，更应考虑使用封片剂。

（5）数值口径

数值口径（numberical aperture，NA）是指物镜与标本间介质折射率（n）和光线投射到物镜上的最大入射角（α）一半的正弦值的乘积。其计算公式为

$$NA = n \cdot \sin(\alpha/2)$$

式中，n 为介质折射率，干燥系物镜 $n=1$，油浸系物镜 $n=1.515$；α 为光线进入物镜的最大入射角，也称镜口角。

（6）分辨率

显微镜能够分辨物体结构中两点之间的最小距离的能力，就叫分辨率。分辨率与物镜的数值口径成正比，与光波波长成反比。因此物镜的数值口径越大，光波波长越短，则显微镜的分辨率越大，被检物体的细微结构也能够越明晰地被区分出来。因此，高分辨率意味着小的分辨距离。显微镜的分辨率是用可分辨的最小距离（D）来表示的。

$$D = \frac{\lambda}{2NA}$$

式中，λ 为光波波长。

（7）镜像亮度与视场亮度

镜像亮度是显微镜的图像亮度的简称，指在显微镜下观察到的图像的明暗程度。使用时，对镜像亮度的要求，一般是使眼睛既不感到暗淡，又不耀眼。镜像亮度与数值口径的二次方成正比，与总放大倍数的二次方成反比。视场亮度是指显微镜下整个视场的明暗程度。视场亮度不仅与目镜、物镜有关，还直接受聚光镜、光圈和光源等因素的影响。在不更换物镜和目镜的情况下，视场亮度大，镜像亮度也大。

3. 油镜的基本原理

油镜也称油浸物镜，一般在镜头上标有"HI"和"HO"字样，或在镜头下缘刻有一两道黑线作为标记。使用油镜时，需将镜头浸在香柏油中进行观察，这是为了消除光由一种介质进入另一种介质时发生的散射，不仅可提高放大倍数，还增加了照明度和分辨率。

（1）照明度

油镜与其他物镜的不同之处在于玻片和物镜之间的介质不是空气，而是和玻璃折射率（$n=1.52$）相近的香柏油（$n=1.515$）。如果玻片与物镜之间的介质是空气（$n=1.00$），光线通过玻片后发生散射，进入视场的光线会减少，从而降低视场亮度。当光线通过玻片又通过香柏油进入物镜时就不发生散射，从而提高照明度，使观察的标本显得更清晰（图1-1-27）。

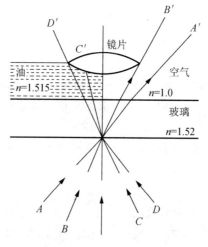

图1-1-27 油镜原理

光线 C、D、C'、D' 通过载玻片经香柏油折射，使进入物镜中的光线量较多；
光线 A、B、A'、B' 通过载玻片经空气折射，使进入物镜中的光线量减少

（2）分辨率

使用油镜还能增加显微镜的分辨率。人们肉眼所能感受的光波平均长度为 0.55μm，加入数值口径 NA=0.65 的高倍物镜，能分辨两点之间的距离为 0.42μm，而小于 0.42μm 的两点之间的距离就分辨不出，而使用数值口径 NA=1.25 的油镜，能分辨两点之间的最小距离为 0.22μm。因此无论总放大倍数多大，用普通光学显微镜都无法观察到小于 0.2μm 的物体，但大部分细菌直径在 0.5μm 以上，故用油镜就能清晰地观察到细菌的个体形态。

4. 使用光学显微镜的注意事项

1）拿取显微镜时，必须用一手握住镜臂，另一手托住显微镜的镜座，使显微镜保

持直立的状态,切忌用单手提拿。

2)将显微镜放置桌上时,务必轻轻放下,镜座后缘距离桌子边缘约5cm。

3)显微镜的镜头必须保持清洁,必要时用擦镜纸擦拭镜头,不可使用布或一般的纸,以免损伤镜头。

(八)接种箱

接种箱(图1-1-28)分为固体菌种接种箱和液体菌种接种箱两种。固体菌种接种箱是一个用木料和玻璃制成或由有机玻璃焊接而成的密闭小箱。固体菌种接种箱又分为双人操作箱和单人操作箱。箱体可大可小,一般箱体长约143cm,宽86cm,总高154cm,支架长76cm。箱的上部左右两侧各装有两扇能启闭的玻璃推拉门,方便菌种进出。窗的下部分别设有两个直径约13cm的圆洞,两洞的中心距离为52cm(同肩宽),洞口装有带松紧带的袖套,以防双手在箱内操作时,外界空气进入箱内造成污染。操作时两人相对而坐,双手通过袖套伸入箱内。箱两侧最好也装上玻璃,箱顶部为木板或玻璃。箱内顶部装有紫外线杀菌灯和照明用荧光灯各一盏。箱体安装木板或玻璃均可,要注意密封。

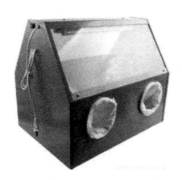

图1-1-28 微生物接种箱

液体菌种接种箱是专为移接液体菌种而设计的。液体菌种接种箱比固体菌种接种箱窄长,单侧两人操作,内设轨道和紫外灯,箱两端开有高25cm、宽10cm的长方形出口,方便菌种进出,洞口设有小推门。进出口下处设蒸汽源,接种时用蒸汽封住进出口,以防杂菌进入箱内。箱背面设有液体菌种移接管能进入的小孔。

接种箱灭菌时,用紫外线照射30min。如果没有紫外线杀菌灯,可用甲醛和高锰酸钾(甲醛10~14mL/m^3+高锰酸钾5~7g/m^3)熏蒸30min以上。使用时,先将所需物品和工具放入接种箱内,然后进行药剂熏蒸和紫外线灭菌,再按无菌操作进行接种。

接种箱的结构简单,造价低廉,易消毒灭菌,操作方便,而且人在箱外操作,气温较高时也能作业。接种箱的缺点是进出培养基费工费时,每次接种前都需要进行灭菌。

(九)冰箱

微生物实验室的冰箱主要有两种:普通冰箱和低温冷冻冰箱。普通冰箱一般具有两个柜子，即鲜藏柜和冷藏柜，温度分别为 4℃和-20℃；低温冷冻冰箱的温度一般控制在-80～-40℃。它们都可以用于微生物菌种保藏。鲜藏柜常用于保存斜面菌种，保藏时间在 3 个月左右。超过 3 个月，斜面就会变干，因此需要转接菌种。如果要长时间保存菌种，则需要经过处理后，储藏于普通冰箱的冷藏柜或低温冷冻冰箱中，它们的保藏时间较长，一般都在 1 年以上。

第二章 应用微生物基础实验实训项目

实验一 显微镜的构造及使用方法

一、目的要求

1）了解显微镜的构造、性能及成像原理。
2）掌握显微镜的正确使用及维护方法。

二、实验器材

1）显微镜、擦镜纸。
2）酵母菌示教标本。

三、基本原理

对于微生物，使用肉眼难以直接观察其形态结构，只有借助于显微镜，才能对它们进行研究和利用。因此显微镜是必不可少的工具。为了充分发挥显微镜的工作性能，首先必须了解每一部件的结构和功能，通过反复使用，熟练地掌握其操作技术。

显微镜的分类详见第一篇第一章第二节（七）显微镜部分。

（一）显微镜的构造

光学显微镜的基本构造可分为机械装置和光学系统两大部分（图1-1-25）。

1. 机械装置

1）镜座：在显微镜的底部，呈马蹄形、长方形、三角形等。
2）镜臂：连接镜座和镜筒之间的部分，呈圆弧形，作为移动显微镜时的握持部分。
3）镜筒：位于镜壁上端的空心圆孔，是光线的通道。镜筒的上端可插入目镜，下面与物镜转换器相连。镜筒的长度一般为160mm。显微镜有直筒式和斜筒式之分，也有单筒式和双筒式之分。
4）物镜转换器：位于镜筒下端，是一个可以旋转的圆盘，有3或4个孔，用于安装不同放大倍数的物镜。
5）载物台：是支持被检标本的平台，呈圆形或方形。中央有孔，可透过光线，台上有用来固定标本的夹子和标本移动器。
6）调焦装置：包括粗调焦螺旋和细调焦螺旋，是调节镜筒或载物台上下移动的装置。

2. 光学系统

1）物镜：常称为镜头，是显微镜中最重要的部分，由许多块透镜组成。其作用是将标本上的待检物放大，形成一个倒立的实像，一般显微镜有 3 或 4 个物镜，根据使用方法的差异可分为干燥系和油浸系两组。干燥系物镜包括低倍物镜（4×～10×）和高倍物镜（40×～45×），使用时物镜与标本之间的介质是空气；油浸系物镜（90×～100×）在使用时物镜和标本之间加有一种折射率与玻璃折射率几乎相等的油类物质（如香柏油）作为介质，在物镜上通常标有两组数字，油镜上标有"oil"（图 1-2-1）。

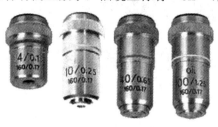

图 1-2-1　光学显微镜物镜示意图

2）目镜：一般由 2 或 3 块透镜组成。其作用是将由物镜所形成的实像进一步放大，并形成虚像而反映于眼帘。目镜上也刻有表示放大倍数的标志，如 8×、10×、16×，一般显微镜的标准目镜是 10×，小于 10×的目镜用得不多。

3）聚光器：位于载物台的下方，由两个或几个透镜组成，其作用是将光线聚成一个锥形光柱。聚光器可以通过位于载物台下方的聚光器调节旋钮进行上下调节，以得到最适光度。聚光器还附有彩虹光圈，借此调节锥形光柱的角度和大小，以控制进入物镜的光的量。

4）反光镜：反光镜是一个双面镜，一面是平面，另一面是凹面，起到把外来光线变成平行光线的作用。使用内光源的显微镜不需反光镜，故图 1-1-25 中没有标出。

5）光源：日光和灯光均可，以灯光较好，其光色和光强都比较容易控制，有的显微镜采用装在底座内的内光源。

（二）显微镜的成像原理

显微镜的放大作用是由物镜和目镜共同完成的。标本经物镜放大后，在目镜的焦平面上形成一个倒立的实像，再经目镜的进一步放大形成一个虚像，被人的眼睛所观察到（第一篇第一章第二节内容）。

（三）显微镜的性能

1. 分辨率和数值口径

分辨率和数值口径的相关知识详见第一篇第一章第二节（七）显微镜部分。

光线投射到物镜的角度越大，数值口径就越大。该角度的大小取决于物镜的直径和焦距。以空气为介质（$n=1.00$）时，数值口径不超过 1，如果采用一些高折射率的物质作为介质，如使用油镜时采用香柏油作为介质，则数值口径增大，从而提高分辨能力。各种介质的折射率见表 1-2-1。

表 1-2-1 各种介质的折射率

介质	空气	水	液体石蜡	香柏油	玻璃	香脂	溴化萘
折射率（21℃）	1.00	1.33	1.46	1.51	1.52	1.53	1.60

物镜上标有数值口径，低倍镜（10×）为 0.25，高倍镜（40×）为 0.65，油浸镜（100×）为 1.25。这些数值是在其他条件都适宜的情况下的最高值，实际使用时往往低于所标的值。

聚光器也有一定的数值口径。常用的阿贝聚光器的 NA 值是 1.25，有的可达 1.40。在聚光器和标本之间加香柏油，也能将数值口径提高。聚光器的 NA 可用彩虹光圈来调节，此值和所用物镜的 NA 值相配合，最好是等于或稍大于物镜的 NA 值，以便使进入物镜的光柱的角度达到正好能够均匀照满物镜背面透镜的程度。

2. 放大倍数、焦距和工作距离

显微镜的放大倍数是物镜放大倍数和目镜放大倍数的乘积。放大倍数一样时，由于物镜和目镜搭配不同，其分辨率也不同。如数值口径大的 40×物镜和 5×的目镜相搭配，其分辨率比数值口径小的 10×物镜和 20×目镜相搭配时要高些。一般来说，要增加放大倍数，应该尽量用放大倍数大的物镜。物镜的放大倍数越大，焦距就越短，物镜和样品之间的距离（工作距离）便缩短。在用显微镜观察样品时必须注意防止损坏样品或透镜。

（四）显微镜的使用指南

1）移动显微镜时，要一手握持镜臂，一手托着镜座。

2）使用显微镜时，勿将显微镜倾斜，应通过调整凳子高度，达到能舒适观察的位置。

3）在观察标本时，应两眼同时睁开，这样既能同时绘图，又能缓解视疲劳。

4）调焦时应细心，应采取将物镜调离标本的方法。

5）用低倍镜时，光圈要适当缩小，以获得较好的对比度。随着放大倍数的增大，所需要光的量也要加大。

6）镜检时，应首先用低倍镜进行调焦，再换高倍镜，最后用油镜进行观察。

7）保持载物台清洁、无油。除油镜外，其他物镜不得接触香柏油。

8）所有透镜应保持清洁，只能用擦镜纸擦拭镜头，不得用手触摸透镜。

9）镜检结束后，取下标本片，将油镜上的浸油擦拭干净，盖上防尘罩放回箱中。

10）显微镜发生故障，应及时向指导教师汇报，未经同意，不得更换显微镜。

四、方法与步骤

1）将显微镜平稳地置于实验台上，使其与镜检者间的距离适中，镜检者姿势要端正，一般用左眼观察，右眼用于绘图或记录。

2）采光：直射的阳光光线过强，会影响物像的清晰度，刺激眼睛，反射热会损坏光学装置，一般以间接日光为宜。采用白炽灯为光源时，应在聚光镜下加一蓝色滤光片，除去黄色光。

转动反光镜，使光线集中于聚光器。升降聚光器和调节光圈，以获得合适的光量。用低倍镜观察时，应降下聚光器，缩小光圈；如为染色标本，用高倍镜或油镜观察时，应升高聚光器，扩大光圈，以获得最大的光量。

3）固定标本：将标本固定在载物台上，将预检部位移至物镜正下方。

4）待检标本须先用低倍镜观察，因低倍镜视野较大，易发现目标和确定观察的位置。转动物镜转换器，将低倍镜转入光路，再转动粗调焦螺旋，使镜筒下降至物镜与标本片之间距离小于工作距离，调节聚光器和光圈，以获得合适的光量，通过目镜观察同时用粗调焦螺旋慢慢地升起镜筒，直至物像在视野中出现后，再用细调焦螺旋调节至物象清晰为止，绘图并记录，或将合适的目标物移至视野中心，准备用高倍镜观察。

5）高倍镜观察：显微镜的所有物镜一般是共焦点的，因此用低倍镜对准焦点后将高倍镜转入光路，基本上也是对焦点的，只要稍转动细调焦螺旋即可获得清晰的图像。勿忘调节光量。有些简易的显微镜不是共焦点的，或者由于物镜的更换而不能达到共焦点，就要采取上述调焦方法，待获得清晰物像后，观察绘图并记录或继续用油镜观察。

6）油镜观察：具体操作方法见实验三。

7）显微镜使用完毕，取下标本片，用绸布擦净显微镜的金属部件，用擦镜纸擦拭镜头。

8）将各部分复原，使反光镜垂直于镜座，将物镜转成八字形，将镜筒下降至最低位置，同时把聚光器降下，以免与物镜相碰。

9）罩上显微镜防尘套，将显微镜放回箱中。

五、实验内容

1）根据上述内容，对照实物熟悉显微镜的构造。

2）按显微镜的使用方法，分别用低倍镜和高倍镜对酵母菌示教标本进行观察。

六、获得本实验成功的关键

1）在任何情况下都应先用低倍物镜（10×或 4×）搜寻、聚焦样品，确定待观察目标的大致位置后再转换到高倍镜或油镜。若有的初学者即使使用低倍镜仍难以找到样品的准焦位置，则可以用记号笔在载玻片正面空白处画一道线，通过粗、细调焦螺旋使该线条聚焦清晰后再移动到加有样品的部位进行观察。

2）有些使用时间较长的显微镜镜头上的霉点等污物在调焦时也会被聚焦，造成观察到样品的假象，此时只需稍稍移动载玻片，根据目镜中的物像是否会随着载玻片相应移动来判断聚焦的物像是否为待观察的样品。一般来说，由于焦平面不同，物镜上的少量污物不会影响对样品的观察。

3）对彩虹光圈和视场亮度进行调节可以获得反差合适的观察物像，初学者可以在使用不同物镜观察到物像后，边观察边改变彩虹光圈、增强或降低光源亮度及升降聚光器的位置，实际体会上述变化对观察效果的影响。

思考题

1）哪个物镜的工作距离最短？哪个最长？
2）哪些部件控制着到达物镜的光量？
3）有哪些方法可以提高显微镜的分辨率？
4）为什么在用高倍镜和油镜观察标本之前要先用低倍镜观察？

实验二　酵母菌细胞形态观察和死、活细胞的染色鉴别

一、目的要求

1）通过观察了解酵母菌细胞的形态结构。
2）掌握鉴别酵母菌细胞死、活的染色方法。

二、实验器材

1）菌种：酵母菌菌悬液。
2）染料：0.1%美蓝染色液。
3）其他：显微镜、载玻片、盖玻片、滴管、擦镜纸、吸水纸等。

三、基本原理

酵母菌细胞较大，不必染色即可用显微镜观察其形态。

用美蓝染色液可对酵母菌细胞进行死活细胞染色鉴别。美蓝是一种弱氧化剂，氧化态呈蓝色，还原态呈无色。活的酵母菌细胞，因新陈代谢的不断进行而具有一定的还原能力，能将进入细胞的美蓝还原，而细胞不被染色。因此，用美蓝对酵母菌细胞染色一定时间后，无色的为活细胞，呈蓝色的则为死亡细胞。需要注意的是，一个活酵母菌的还原能力是一定的，必须严格控制染料的浓度和染色时间。

四、方法与步骤

1. 酵母菌细胞形态的观察

取洁净的载玻片一块，用滴管取酵母菌悬浊液滴于载玻片中央，取盖玻片一块，小心地将盖玻片一端与菌液接触，然后缓慢地将盖玻片放下，以免产生气泡。至此，一片酵母菌水浸标本就制成了。

先用低倍镜观察，再用高倍镜观察。观察时注意酵母菌细胞的形状及出芽情况。

2. 死、活酵母菌细胞的染色鉴别

取 0.1%美蓝染色液一滴，滴在一块洁净的载玻片中央，加一滴酵母菌悬液，混合均匀，染色 3～5min 后加盖玻片制成水浸标本片，镜检。

五、实验内容

1）制片观察所给酵母菌的细胞形态。
2）用美蓝染色液对酵母菌死、活细胞进行染色鉴别。

六、实验结果

绘图表示所观察的酵母，注明菌名和放大倍数。

思考题

用美蓝染色液对酵母菌死、活细胞进行染色鉴别时，为什么要控制染料的浓度和染色时间？

实验三 显微镜油镜的使用方法

一、目的要求

1）熟练掌握低倍镜和高倍镜的使用技术。
2）掌握油镜的使用技术及观察细菌形态的基本方法。

二、实验器材

1）菌种：细菌染色标本。
2）其他：显微镜、香柏油、二甲苯、擦镜纸等。

三、基本原理

根据显微镜物镜与载玻片之间介质的不同，可将物镜分为两组，即干燥系物镜和油浸系物镜。在油浸系物镜中，载玻片与镜头之间多用香柏油作介质，因香柏油的折射率（n=1.51）与玻璃的折射率（n=1.52）几乎相等，故透过载玻片的光线通过香柏油后，直接进入物镜，而不发生折射。与干燥系物镜相比，油镜的数值口径 NA 值较大，分辨率较高。

细菌是单细胞原核微生物，形体很小，大多直径或宽度小于 1 μm，必须借助于油镜方能观察清楚。

四、方法与步骤

1）将细菌染色标本放在显微镜的载物台上，先通过低倍镜和高倍镜观察，将待检部位（即细菌较分散的部分）移至视野中央。

2）升高镜筒，将油镜转入光路。

3）将聚光器上升至最高点，并适当开放光圈，以获得较强的光线。

4）在标本片的待检部位，滴加一滴香柏油。

5）从侧面注视，用粗调焦螺旋将镜筒小心缓慢地降下，使镜头浸润在香柏油内。

6）从目镜观察，用粗调焦螺旋上升镜筒，直至视野内出现物像，再用细调焦螺旋校准焦距至物像清晰为止。如果油镜已离开油面仍未见物像，则应重复上述操作，至看到物像为止。为了充分发挥油镜的分辨能力，也可在聚光器与载玻片之间滴加香柏油，使由聚光器射出的光不受折射而直接进入物镜。

7）观察完后，将镜筒升起，取下标本片，用擦镜纸擦去镜头上的香柏油，再用擦镜纸蘸取少量的二甲苯，擦去镜头上的残余油渍。然后用擦镜纸擦去二甲苯。二甲苯能渗入物镜，溶解胶粘透镜的物质而损坏镜头。

8）使用完毕，用洁净的绸布把显微镜各部位擦拭干净，放入箱中。

五、实验内容

用油镜观察所给的细菌染色标本，记录各菌特征。

六、注意事项

1）使用油镜必须按先用低倍镜和高倍镜观察，再用油镜观察的程序操作。

2）下降镜头时，一定要从侧面注视，切忌用眼睛对着目镜，边观察边下降镜头的做法，以免压碎玻片而损坏镜头。

3）使用二甲苯擦镜头时，注意二甲苯不能过多，以防溶解固定透镜的树脂。

4）注意保持显微镜的洁净，对金属部分要用软布擦拭，擦镜头必须用擦镜纸，切勿用手或用普通布、纸等，以免损坏镜头。

七、实验结果

绘出所观察到的细菌形态图，注明菌名及放大倍数。

思考题

1）在使用油镜时，应特别注意什么问题？
2）对同一微生物制片，用油镜观察与用低倍镜观察相比有何优、缺点？

实验四　细菌的涂片及简单染色法

一、目的要求

掌握细菌的涂片和简单染色技术。

二、实验器材

1）菌种：大肠杆菌、枯草杆菌、金黄色葡萄球菌。
2）染料：吕氏美蓝、番红。
3）其他：显微镜、载玻片、接种环、酒精灯、生理盐水、香柏油、二甲苯。

三、基本原理

细菌的涂片和染色是微生物学实验中的一项基本技术。细菌的细胞小而透明，在普通光学显微镜下不易识别，必须对它们进行染色，使经染色后的菌体与背景形成明显的色差，从而能清楚地观察到其形态和结构。

用于生物染色的染料主要有碱性染料、酸性染料和中性染料三大类。碱性染料的离子带正电荷，能和带负电荷的物质结合。因细菌蛋白质的等电点较低，当它生长于中性、碱性或弱酸性溶液中时，常常带负电荷，所以通常采用碱性染料（如美蓝、结晶紫、碱性复红或孔雀绿等）使其着色。酸性染料的离子带负电荷，能与带正电荷的物质相结合，当细菌分解糖类产酸使培养基pH下降时，细菌所带正电荷增加，因此易被伊红、酸性复红或刚果红等酸性染料着色。中性染料是前两者的结合物，又称复合染料，如伊红美蓝、伊红天青等。

简单染色法即只用一种染料使细菌着色。此法虽简便，但一般只能显示其形态，不能辨别其构造。

染色前必须先固定细菌。其目的有三：一是杀死细菌，固定其细胞结构；二是保证菌体能牢固地黏附在载玻片上，以免水洗时被水冲掉；三是改变菌体对染料的通透性。一般死细胞原生质容易着色。常用的固定细菌的方法有加热和化学固定两种方法。固定细菌时应尽量维持细胞原有形态，防止细胞膨胀或收缩。

四、方法与步骤

本实验的操作步骤如图1-2-2所示。

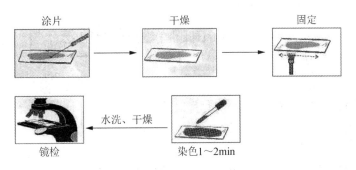

图 1-2-2 细菌的涂片及染色

1）涂片：在洁净无油渍的载玻片中央滴一小滴生理盐水，用无菌操作挑取少量菌体与水滴充分混匀，涂成极薄的菌膜，涂布面积约 1cm²。

2）干燥：涂片最好在室温下自然干燥，有时为了使其干燥得更快些，可将标本面向上，手持载玻片一端的两侧，小心地在酒精灯上方微微加热，使水分蒸发，但切勿紧靠火焰或加热时间过长，以防标本烤枯而变形。

3）固定：将涂片面朝上，在酒精灯火焰外层快速地来回通过 3 或 4 次，共 3～4s。要求玻片温度不超过 60℃（用手背触涂片反面，以不烫手为宜）。待玻片冷却后再加染料。

4）染色：在已固定的涂片上加适量染色液，以盖满菌膜为度，染色 1～3min。

5）水洗：倾去染色液，用细流水冲洗涂片的背面，直至流下的水无染色液的颜色为止。

6）干燥：自然干燥，也可用吸水纸轻轻吸取水分（注意勿擦去菌体），或微微加热，以加快干燥速度。

7）镜检：以低倍镜找到着色良好的部位，再用油镜观察。

五、实验结果

绘出大肠杆菌、枯草杆菌和金黄色葡萄球菌的形态图，注明放大倍数、染色方法及观察到的颜色。

六、注意事项

1）玻片要洁净无油，否则菌液涂不开。
2）挑菌量宜少，涂片时，滴水不要过多。涂片宜薄，厚则不易观察。

 思考题

涂片为什么要固定？固定时应注意什么问题？

实验五　细菌的革兰氏染色法

一、目的要求

学习并掌握革兰氏染色法。

二、实验器材

1）菌种：枯草芽孢杆菌、大肠杆菌、金黄色葡萄球菌。
2）染料：草酸铵结晶紫液、路哥氏碘液、95%乙醇、番红液。
3）其他：显微镜、载玻片、接种环、酒精灯、无菌生理盐水、香柏油、二甲苯等。

三、基本原理

革兰氏染色法是细菌学中广泛使用的一种鉴别染色法。1884 年由丹麦医师 Gram 创立。

细菌先经碱性染料结晶紫染色，再经碘液媒染后，用酒精脱色，在一定条件下有的细菌紫色不被脱去，有的可被脱去，因此可把细菌分为两大类，前者称为革兰氏阳性菌（G^+），后者称为革兰氏阴性菌（G^-）。为方便观察，脱色后再用一种红色染料，如碱性番红等进行复染。阳性菌仍带紫色，阴性菌则被染上红色。有芽孢的杆菌和绝大多数球菌，以及所有的放线菌和真菌都呈革兰氏反应阳性；弧菌、螺旋体和大多数致病性的无芽孢杆菌都呈革兰氏反应阴性。

革兰氏阳性菌和革兰氏阴性菌在化学组成和生理性质上有很多差别，染色反应不一样。一般认为革兰氏阳性菌体内含有特殊的核蛋白质镁盐与多糖的复合物，它与碘和结晶紫的复合物结合很牢，不易脱色，阴性菌体内复合物与碘和结晶紫复合物结合程度低，吸附染料能力差，易脱色，这是染色反应的主要依据。另外，染色效果与细菌细胞壁的化学组成及结构有关。革兰氏阳性菌由于细胞壁肽聚糖含量高，脂类含量低，乙醇处理使细胞壁脱水，肽聚糖层孔径变小，通透性降低，结晶紫和碘的复合物被保留在细胞内，细胞不被脱色。革兰氏阴性菌细胞壁中脂类物质含量高，肽聚糖含量较低，乙醇溶解脂类物质，使细胞壁通透性增加，结晶紫和碘的复合物易被抽出，于是被脱色。革兰氏阳性菌和革兰氏阴性菌细胞壁结构示意图如图 1-2-3 所示。

另外，革兰氏阳性菌菌体的等电点较革兰氏阴性菌低，在相同 pH 条件下进行染色，阳性菌吸附碱性染料较多，因此不易脱去，阴性菌则相反。所以染色时的条件要严格控制。

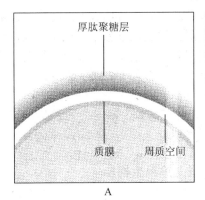
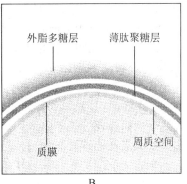

图 1-2-3 革兰氏阳性菌和革兰氏阴性菌细胞壁结构示意图

A. 革兰氏阳性菌；B. 革兰氏阴性菌

四、方法与步骤

革兰氏染色操作过程如下：涂片→干燥→固定→草酸铵结晶紫液染色（1~2min）→水洗→路哥氏碘液媒染（1min）→水洗→95%乙醇脱色（20~30s）→水洗→番红复染（2min）→水洗→干燥（用吸水纸吸干）→镜检，如图 1-2-4 所示。

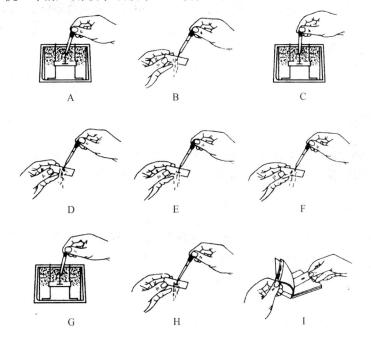

图 1-2-4 革兰氏染色程序

A. 草酸铵结晶紫液初染 1~2min；B. 水洗；C. 路哥氏碘液媒染 1min；D. 水洗；
E. 95%乙醇脱色 20~30s；F. 水洗；G. 番红复染 2min；H. 水洗；I. 用吸水纸吸干

革兰氏染色的关键在于严格掌握乙醇脱色程度，如脱色过度，则革兰氏阳性菌被误染为革兰氏阴性菌；而脱色不够时，革兰氏阴性菌被误染为革兰氏阳性菌。此外，菌龄也影响染色结果，如革兰氏阳性菌培养时间很长，或已死亡及部分自行溶解，革兰氏染色都常呈阴性反应。

> **小提示**
> 1）加热时用载玻片夹子及试管夹，防烫伤。
> 2）用染料时注意避免沾到衣物上。
> 3）做完实验后洗手。

1）制片：取活跃生长期菌种按常规方法涂片（不宜过厚）、干燥和固定。
2）初染：滴加结晶紫染色液覆盖涂菌部位，染色 1~2min 后倾去染色液，水洗至流出水无色。
3）媒染：用路哥氏碘液冲去残留水迹，再用碘液覆盖 1 min，倾去碘液，水洗至流出水无色。
4）脱色：将玻片上残留水用吸水纸吸去，在白色背景下用滴管流加 95%乙醇脱色（一般 20~30s），当流出液无色时立即用水洗去乙醇。
5）复染：将玻片上残留水用吸水纸吸去，用番红复染色液染色 2min，水洗，吸去残水晾干。
6）镜检：用油镜观察。
7）混合涂片染色。在载玻片同一区域用大肠杆菌和金黄色葡萄球菌混合涂片，其他步骤同上。

五、实验内容

1）对大肠杆菌、枯草芽孢杆菌、金黄色葡萄球菌分别进行革兰氏染色。
2）对大肠杆菌、枯草芽孢杆菌混合涂片进行革兰氏染色。

六、注意事项

1）选用活跃生长期菌种染色，老龄的革兰氏阳性菌会被染成红色而造成假阴性。
2）涂片不宜过厚，以免脱色不完全造成假阳性。
3）脱色是革兰氏染色是否成功的关键，脱色不够造成假阳性，脱色过度造成假阴性。
4）在染色过程中，不可使染色液干涸。

七、实验结果

绘出大肠杆菌、枯草芽孢杆菌、金黄色葡萄球菌的形态图，注明放大倍数及颜色。

思考题

1）为什么革兰氏染色所用细菌的菌龄一般不能超过 24h？
2）你的实验结果与书中所述是否一致？如果不一致，试分析原因。
3）当你对一株未知菌进行革兰氏染色时，怎样才能确保操作正确，结果可靠？

知识链接

部分细菌的革兰氏染色谱见表 1-2-2。

表 1-2-2 部分细菌的革兰氏染色谱

微生物 染色反应	革兰氏阳性（G⁺）	革兰氏阴性（G⁻）
球菌	葡萄球菌 链球菌 肺炎球菌 四联球菌	脑膜炎双球菌 淋病双球菌 卡他球菌
杆菌	白喉杆菌 耐酸性杆菌 芽孢杆菌 梭状芽孢杆菌	大肠杆菌 沙门氏杆菌 痢疾杆菌 变形杆菌 绿脓杆菌 嗜血性杆菌 布鲁氏杆菌 巴氏杆菌 马鼻疽杆菌 克雷伯氏菌
其他	放线菌 真菌	弧菌 螺旋体

实验六 细菌芽孢、荚膜的染色及观察

一、目的要求

掌握细菌的芽孢、荚膜染色法。

二、实验器材

1）菌种：枯草芽孢杆菌、褐球固氮菌的斜面菌种。
2）染料：5%孔雀绿水溶液、0.5%番红水溶液、绘图墨水（用滤纸过滤后备用）、95%

乙醇、石炭酸复红染色液。

3）其他：显微镜、载玻片、接种环、酒精灯、生理盐水、香柏油、二甲苯、盖玻片、小试管（ϕ1cm×6.5cm）、烧杯（300mL）、滴管、试管夹、擦镜纸、吸水纸。

三、基本原理

　　细菌的芽孢具有厚而致密的壁，透性低，不易着色。若用一般的染色法只能使菌体着色而芽孢不着色（芽孢呈无色透明状）。芽孢染色法就是根据芽孢既难以染色而一旦染上后又难以脱色这一特点而设计的。所有的芽孢染色法都基于同一个原则：除了用着色力强的染料外，还需要加热，以促进芽孢着色，再使菌体脱色，而芽孢上的染料难以渗出，故保留原有的颜色。然后用对比度强的染料对菌体复染，使菌体和芽孢呈现不同的颜色，因而能明显衬托出芽孢，便于观察。

　　荚膜染色法则不用加热固定。

四、方法与步骤

（一）芽孢染色法

1. 方法1

1）取37℃培养18~24h的枯草芽孢杆菌进行涂片并干燥、固定（参见实验四）。
2）在涂片上滴3~5滴5%孔雀绿水溶液。
3）用试管夹夹住载玻片在火焰上用微火加热，自载玻片上出现蒸汽时，开始计算时间（4~5min）。加热过程中切勿使染料蒸干，必要时可添加少许染料。
4）倾去染色液，待玻片冷却后，用自来水冲洗至孔雀绿色不再褪色为止。
5）用0.5%番红水溶液（或0.05%碱性复红）复染1min，水洗。
6）制片干燥后用油镜观察。芽孢呈绿色，菌体呈红色。

2. 方法2

1）加1或2滴自来水于小试管中，用接种环从斜面上挑取2或3环培养18~24h的枯草芽孢杆菌菌苔于试管中，并充分混匀打散，制成浓稠的菌液。
2）加5%孔雀绿水溶液2或3滴于小试管中，用接种环搅拌使染料与菌液充分混合。
3）将此试管浸于沸水浴（烧杯）中，加热15~20min。
4）用接种环从试管底部挑数环菌于洁净的载玻片上，并涂成薄膜，将涂片通过微火3次固定。
5）水洗，至流出的水中无孔雀绿色为止。
6）加番红水溶液，染2~3min后，倾去染色液，不用水洗，直接用吸水纸吸干。
7）干燥后用油镜观察。芽孢呈绿色，菌体呈红色。

（二）荚膜染色法

1. 石炭酸复红染色

1）取培养 72h 的褐球固氮菌制成涂片，自然干燥（不可用火焰烘干）。
2）滴加 1 或 2 滴 95%乙醇固定（不可加热固定，以免荚膜皱缩变形）。
3）加石炭酸复红染色液染色 1~2min，水洗，自然干燥。
4）在载玻片一端加一滴墨汁，另取一块边缘光滑的载玻片与墨汁接触，再以匀速推向另一端，涂成均匀的一薄层，自然干燥。
5）干燥后用油镜观察。菌体呈红色，荚膜呈无色，背景呈黑色。

2. 背景染色

1）先加 1 滴墨水于洁净的载玻片上，并挑取少量褐球固氮菌与之充分混合均匀。
2）放一清洁盖玻片于混合液上，在盖玻片上放一张滤纸，向下轻压，吸收多余的菌液。
3）干燥后用油镜观察。背景呈灰色，菌体较暗，在其周围呈现一明亮的透明圈即荚膜。

五、实验结果

1）绘制枯草芽孢杆菌及巨大芽孢杆菌的菌体及芽孢形态图及芽孢的着生位置图。
2）绘制褐球固氮菌菌体及荚膜的形态图。
3）试制片，但不进行染色，观察是否能看到芽孢和荚膜。

六、获得本实验成功的关键

1）选用适当菌龄的菌种，使大部分芽孢仍保留在菌体上为宜。幼龄菌尚未形成芽孢，而老龄菌芽孢囊已破裂。
2）加热染色时必须维持在染色液微冒蒸汽的状态，加热沸腾会导致菌体或芽孢囊破裂，加热不够则芽孢难以着色。
3）脱色必须待玻片冷却后进行，否则骤然用冷水冲洗会导致玻片破裂。

思考题

1）为什么芽孢染色要加热？为什么芽孢及营养体能染成不同的颜色？
2）组成荚膜的成分是什么？涂片一般用什么固定方法，为什么？
3）试设计鉴定某一产芽孢菌株的芽孢形态、着生位置以及所属分类地位的实验。

实验七 假丝酵母假菌丝的培养及观察

一、目的要求

掌握假菌丝的培养及其形态观察的方法。

二、实验器材

1）菌种：热带假丝酵母。
2）培养基：玉米粉琼脂培养基、马铃薯浸出汁琼脂培养基。
3）其他：显微镜、培养皿、盖玻片、凹玻片、接种环、固体石蜡、镊子等。

三、基本原理

假菌丝的生成与培养基的种类、培养条件等因素有关。一般在厌氧条件下，在马铃薯浸出汁或玉米粉琼脂培养基上较容易形成假菌丝。

四、方法与步骤

1. 平板培养法

取新鲜的酵母菌在薄层培养基平板上划线2或3条，取无菌盖玻片盖在接种线上，于25~28℃培养4~5d后打开皿盖，置于显微镜下直接观察划线的两侧所形成的假菌丝的形状。

2. 凹玻片培养法

1）将洁净的凹玻片和18mm×18mm盖玻片各一块放在培养皿中，灭菌（$9.8×10^4$Pa，20min）后，在干燥箱内烘干。
2）将已熔化的培养基用无菌滴管滴加在盖玻片的中央，凝固后，用接种环从斜面上取菌种，点接在培养基表面，将接种面盖入凹玻片的凹穴内，盖玻片四周用熔化的石蜡封固，于25~28℃培养4~5d。镜检，观察假菌丝的形状。

五、实验内容

分别用两种方法、两种培养基培养热带假丝酵母，并观察热带假丝酵母的假菌丝。

六、实验结果

绘制假丝酵母假菌丝的形态图。

思考题

试述假菌丝与真菌丝的区别。

实验八　培养基的配制及灭菌

一、目的要求

1）掌握培养基的配制、分装方法。
2）掌握干热灭菌和高压蒸汽灭菌等各种灭菌操作方法。

二、实验器材

1）溶液或试剂：牛肉膏，蛋白胨、NaCl、K_2HPO_4、琼脂、$NaNO_3$、KCl、$MgSO_4$、$FeSO_4$ 等常见培养基。

2）仪器或其他用具：电子天平、高压蒸汽灭菌锅、称量纸、牛角匙、精密 pH 试纸、量筒、刻度搪瓷杯、试管、三角烧瓶、漏斗、分装架、移液管及移液管筒、培养皿、玻棒、烧杯、试管架、酒精灯、电炉等。

三、基本原理

培养基是人工配制的适合于微生物生长繁殖或积累代谢产物的营养基质，其中含有碳源、氮源、无机盐、生长因子及水等，并需调整在一定的酸碱度范围之内。

灭菌是指杀死一定环境中所有微生物。微生物实验室常用的灭菌方法包括直接灼烧、恒温干燥箱灭菌、高压蒸汽灭菌、间歇灭菌、煮沸灭菌等。这些方法的基本原理是通过加热使微生物体内的蛋白质凝固变性，从而达到杀菌的目的。

具体来说，培养基能提供微生物生长、繁殖、代谢的混合养料。由于微生物具有不同的营养类型，对营养物质的要求也各不相同，加之实验和研究的目的不同，所以培养基的种类很多，使用的原料也各有差异，但从营养角度分析，培养基一般含有微生物所必需的碳源、氮源、无机盐、生长素及水分等。另外，培养基还应具有适宜的 pH、一定的缓冲能力、一定的氧化还原电位及合适的渗透压。

微生物的生长繁殖除需要一定的营养物质外，还要求适当的pH。不同微生物对pH的要求不一样，霉菌和酵母菌培养基的 pH 是偏酸性的，而细菌和放线菌培养基的 pH 是中性或微碱性的。

此外，由于配制培养基的各类营养物质和容器等含有各种微生物，因此已配制好的培养基必须立即灭菌，以防止其中的微生物生长繁殖而消耗养分和改变培养基的酸碱度而带来不利的影响。

根据微生物的种类和实验目的的不同，培养基也有不同的种类和配制方法。培养基按成分的不同可分成天然培养基、合成培养基、半合成培养基；按培养基的物理状态可分为固体培养基、半固体培养基和液体培养基；按培养基的用途可分为基础培养基、营养培养基（加富培养基）、鉴别培养基和选择培养基。

本实验通过配制适用于一般细菌、放线菌和真菌的三种培养基来了解和掌握配制培养基的基本原理和方法。培养细菌一般用牛肉膏蛋白胨培养基，它是一种应用十分广泛的天然培养基，其中的牛肉膏为微生物提供碳源、磷酸盐和维生素，蛋白胨主要提供氮源和维生素，而 NaCl 则提供无机盐。高氏Ⅰ号培养基是用来培养和观察放线菌形态特征的合成培养基，此合成培养基含有多种化学成分已知的无机盐，这些无机盐可能相互作用而产生沉淀，因此在混合各成分时，一般按配方要求的顺序依次溶解各成分；此外，合成培养基有的还要补充微量元素，如高氏Ⅰ号培养基中的 $FeSO_4 \cdot 7H_2O$ 的用量仅为 0.001%，在制备培养基时需预先配成高浓度的微量元素储备液，然后再按一定的量加到培养基中。查氏培养基是用来分离和培养霉菌的合成培养基，麦氏培养基是用来分离和培养酵母菌的半合成培养基。PDA 培养基用于培养霉菌和酵母菌。培养基各成分添加完成后，用稀酸或稀碱将其 pH 调至所需酸碱度或自然 pH。在配制固体培养基时，还要加入一定量的琼脂作为凝固剂。培养基配好后，应立即进行灭菌。琼脂在常用浓度下 96℃时熔化，一般实际应用时在沸水浴中或下面垫以石棉网煮沸熔化，以免琼脂烧焦。琼脂在 40℃时凝固，通常不被微生物分解利用。固体培养基中琼脂的含量根据琼脂的质量和气温的不同而有所不同。

四、方法与步骤

（一）培养基的配制

1. 培养基的配制过程

（1）称药品

取少于培养基配制总量的水于烧杯中，称取培养基成分（琼脂除外），逐一加入水中。对于牛肉膏、酵母膏等原料，在称量后要连同称量纸一起投入水中，待原料被洗下后，再将称量纸取出。

（2）加热溶解

将烧杯放在石棉网上，用文火加热，并不断搅拌，待各药品完全溶解后再补充水分至所需容量。

（3）调节 pH

培养基的酸碱度可用精密 pH 试纸或酸度计等进行测定，可用 10% NaOH 或 10% HCl 溶液进行调整。调整时应避免调整过头再回调，因为这样容易影响培养基的体积和渗透压。

（4）过滤

液体培养基可用滤纸过滤，固体培养基则可用 4 层纱布趁热过滤。通常这步可省略。

（5）分装

1）分装三角烧瓶：将液体培养基倒入三角烧瓶中，其装量以不超过三角烧瓶总容量的 3/5 为宜，然后每瓶中加入 1.5%～2.5%的琼脂（视培养基的要求和琼脂的质量而定），用这种方法可使熔化琼脂和灭菌同步进行，以节省熔化琼脂的时间。另一种方法是先称取琼脂于液体培养基中，待烧杯内的琼脂完全熔化后再分装三角烧瓶。

2）分装试管：将熔化的固体培养基趁热加至漏斗上（装置如图 1-2-5 所示）。分装时左手拿一排试管，右手控制弹簧夹开关，将培养基依次加入各试管。用于制作斜面培养基时，培养基装量不超过试管高度的 1/5。分装时谨防培养基沾在管口上，以免使棉塞沾上培养基而染菌。

（6）加棉塞

试管口和三角烧瓶口塞上用普通棉花制作的棉塞，棉塞的形状、大小和松紧度要合适，才能起到防止杂菌侵入和有利通气的作用。加塞时应使棉塞总长的3/5～2/3 塞入试管口或瓶口内，以防止棉塞脱落。若三角烧瓶口较大，而棉花纤维又短，则可在制好的棉塞外包一层纱布，这样的棉塞既耐用又便于操作。

棉塞的作用如下：一是防止杂菌污染，二是保证通气良好。因此，棉塞质量的优劣对实验的结果有较大的影响。

正确的棉塞制作过程如图 1-2-6 所示，包括取棉花、整理、折角、卷紧、成形、塞试管等步骤。塞上棉塞时，

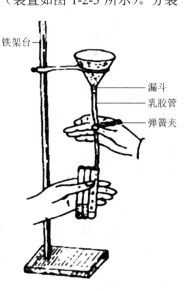

图 1-2-5 简易分装器

应使棉塞长度的 1/3 在试管口外，2/3 在试管口内。制作棉塞的棉花要选纤维较长的，一般不用脱脂棉做棉塞，因为它容易吸水变湿，造成污染，而且价格昂贵。此外，在微生物实验和科研中，往往要用到通气塞（图 1-2-7），即用几层纱布（一般 8 层）相互重叠而成，或是在两层纱布间均匀铺一层棉花制成。这种通气塞通常加在装有液体培养基的三角烧瓶口上。经接种后，放在摇床上进行振荡培养，以获得良好的通气，促使菌体生长或发酵。

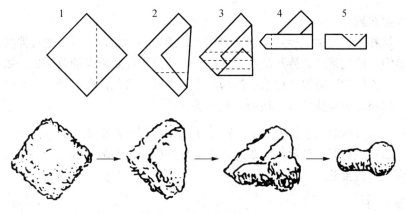

图 1-2-6 棉塞的制作过程

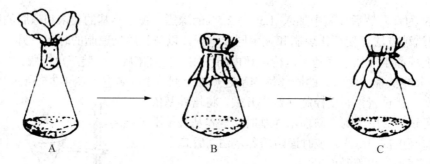

图 1-2-7 通气塞

A．配制时纱布塞法；B．灭菌时包牛皮纸；C．培养时纱布翻出

（7）包扎

在棉塞外包一层牛皮纸，以防灭菌时冷凝水沾湿棉塞。若培养基分装于试管中，则应先把试管扎成捆后，再于棉塞外包一层牛皮纸，然后贴上标签，标注培养基名称、日期及组别后进行灭菌。

2. 牛肉膏蛋白胨培养基的配制

牛肉膏蛋白胨培养基的配方：牛肉膏 3g、蛋白胨 10g、NaCl 5g、水 1000mL、pH 7.4～7.6。

（1）称药品

按培养基配方比例依次准确地称取牛肉膏、蛋白胨、NaCl 放入烧杯中（先按体积换算，计算无误后开始称量）。牛肉膏放在称量纸上，称量后直接放入水中，这时如稍微加热，牛肉膏便会与称量纸分离，然后立即取出纸片。

【注意】蛋白胨很易吸潮，在称取时动作要迅速。另外，称药品时严防药品混杂，一把牛角匙用于一种药品，或称取一种药品后洗净、擦干，再称取另一药品，瓶盖也不要盖错。

（2）加热溶解

在上述烧杯中可先加入少于所需要量的水，用玻棒搅匀，然后，在石棉网上加热或磁力搅拌器搅拌使其溶解。待药品完全溶解后，补充水分到所需的总体积。如果配制固体培养基，将称好的琼脂放入已溶解的药品中，再加热熔化，在琼脂熔化的过程中，需不断搅拌，以防琼脂糊底使烧杯破裂。最后补足所失的水分。

【注意】在琼脂熔化过程中，应控制火力，以免培养基因沸腾而溢出，同时应不断搅拌以防琼脂糊底烧焦。配制培养基时，不可用铜锅或铁锅加热熔化，以免离子进入培养基中，影响细菌生长。

（3）调节 pH

在未调节 pH 前，先用精密 pH 试纸测量培养基的原始 pH，如果 pH 偏酸，用滴管向培养基中逐滴加入 1mol/L NaOH，边加边搅拌，并随时用 pH 试纸测其 pH，直至 pH 达 7.4~7.6。反之，则用 1mol/L HCl 进行调节。

【注意】pH 不要调过头，以避免回调，否则将会影响培养基内各离子的浓度。

（4）过滤

趁热用滤纸或多层纱布过滤，以利于结果的观察。一般在无特殊要求的情况下，这一步可以省去（本实验无须过滤）。

（5）分装

按实验要求，可将配制的培养基分装入试管内或三角烧瓶内。注意不要使培养基沾在管口或瓶口上，以免沾污棉塞而引起污染。

1）液体分装：分装高度以试管高度的 1/4 左右为宜。

2）固体分装：分装试管，其装量不超过管高的 1/5，灭菌后制成斜面。分装三角烧瓶的量以不超过三角烧瓶容积的一半为宜。

3）半固体分装：分装高度一般以试管高度的 1/3 为宜，灭菌后垂直待凝。

（6）加棉塞

培养基分装完毕后，在试管口或三角烧瓶口上塞上棉塞，以阻止外界微生物进入培养基内而造成污染，并保证有良好的通气性能。

（7）包扎

加棉塞后，将全部试管用麻绳捆扎好，再在棉塞外包一层牛皮纸，以防止灭菌时冷凝水润湿棉塞，其外再用一道麻绳扎好。用记号笔注明培养基名称、组别、日期。三角烧瓶加棉塞后，外包牛皮纸，用麻绳以活结形式扎好，使用时容易解开，同样用记号笔注明培养基名称、组别、日期。

（8）灭菌

将上述培养基以 1.05kg/cm^2（15lb/in^2）、121.3℃、20min 高压蒸汽灭菌。如因特殊情况不能及时灭菌，则应放入冰箱内暂存。

（9）搁置斜面

将灭菌的试管培养基冷至 50℃左右，将试管棉塞端搁在玻棒上，搁置的斜面长度以不超过试管总长的一半为宜。

（10）无菌检查

将灭菌的培养基放入 37℃的温室中培养 24~48h，以检查灭菌是否彻底。

3. PDA 培养基的配制

PDA 培养基是马铃薯葡萄糖琼脂培养基的简称，宜培养酵母菌、霉菌、蘑菇等真菌。酵母菌 pH 为 3.8~6.0，霉菌 pH 为 4.0~5.8。

PDA 培养基配方：马铃薯 200g、葡萄糖 20g、琼脂 15~20g、水 1000mL，pH 自然。

配制方法：称取 200g 马铃薯，洗净去皮切成小块，加水煮烂（煮沸 20~30min，能被玻棒戳破即可），用 4 层纱布过滤，再据实验需要加葡萄糖和琼脂，继续加热搅拌混匀，稍冷却后再补足水分至 1000mL，分装试管、加塞、包扎，121℃灭菌 20min 左右后取出试管摆斜面，冷却后储存备用。

其他注意事项如下。

1）培养基经灭菌后，必须放在 37℃温箱培养 24h，无菌生长者方可使用。

2）PDA 培养基一般不需要调 pH。

3）培养基也可以加入氯霉素或土霉素，加入量为 0.1g/L 培养基，主要是为了抑制细菌的生长，减少干扰性。

（二）消毒与灭菌

消毒与灭菌两者的意义有所不同。消毒一般是指消灭病原菌和有害微生物的营养体，灭菌则是指杀灭一切微生物的营养体、芽孢和孢子。消毒与灭菌的方法很多，一般可分为加热、过滤、照射和使用化学药品等方法。

1. 干热灭菌

干热灭菌是利用高温使微生物细胞内的蛋白质凝固变性而达到灭菌的目的。细胞内的蛋白质凝固性与其本身的含水量有关，在菌体受热时，若环境和细胞内含水量越大，则蛋白质凝固就越快，反之含水量越小，凝固缓慢。因此，与湿热灭菌相比，干热灭菌所需温度高（160～170℃），时间长（1～2h）。但干热灭菌温度不能超过 180℃，否则包器皿的纸或棉塞就会烤糊，甚至引起燃烧。干热灭菌的步骤如下。

1）装入待灭菌物品。将包好的待灭菌物品（培养皿、试管、吸管等）放入干燥箱内，物品不要摆得太挤，以免妨碍热空气流通。同时，灭菌物品也不要与干燥箱内壁的铁板接触，以防包装纸烤焦起火。

2）升温。关好干燥箱门，插上电源插头，拨动开关，旋动恒温调节器至红灯亮，让温度逐渐上升。如果红灯熄灭、绿灯亮，表示箱内已停止加温，此时如果还未达到所需的温度，则需转动调节器使红灯再亮，如此反复调节，直至达到所需温度。

3）恒温。当温度升到 160～170℃时，借恒温调节器的自动控制，保持此温度 2h。

4）降温。切断电源，自然降温。

5）开箱取物。待干燥箱内温度降到 70℃以下后，打开箱门，取出灭菌物品。注意干燥箱内温度未降到 70℃以前，切勿自行打开箱门，以免玻璃器皿炸裂。

2. 高压蒸汽灭菌

高压蒸汽灭菌是将待灭菌的物品放在一个密闭的加压灭菌锅内，通过加热，使灭菌锅隔套间的水沸腾而产生蒸汽。待水蒸气急剧地将锅内的冷空气从排气阀中驱尽，关闭排气阀，继续加热，此时由于蒸汽不能溢出而增加了灭菌器内的压力，从而使沸点增高，得到高于 100℃的温度，导致菌体蛋白质凝固变性而达到灭菌的目的。

在同一温度下,湿热的杀菌效力比干热大,其原因有三:一是湿热中细菌菌体吸收水分,蛋白质较易凝固,因蛋白质含水量增加,所需凝固温度降低;二是湿热的穿透力比干热大;三是湿热的蒸汽有潜热存在,每1g水在100℃时,由气态变为液态时可放出2.26kJ的热量。这种潜热,能迅速提高被灭菌物体的温度,从而增加灭菌效力。

在使用高压蒸汽灭菌锅灭菌时,灭菌锅内冷空气的排除是否完全极为重要,因为空气的膨胀压大于水蒸气的膨胀压,所以当水蒸气中含有空气时,在同一压力下,含空气的蒸汽的温度低于饱和蒸汽的温度。灭菌锅内留有不同分量空气时压力与温度的关系见表1-2-3。

表1-2-3 灭菌锅内留有不同分量空气时压力与温度的关系

压力		全部空气排出时的温度/℃	2/3空气排出时的温度/℃	1/2空气排出时的温度/℃	1/3空气排出时的温度/℃	空气全部不排出时的温度/℃
kg/cm^2	lb/in^2					
0.35	5	108.8	100	94	90	72
0.70	10	115.6	109	105	100	90
1.05	15	121.3	115	112	109	100
1.40	20	126.2	121	118	115	109
1.75	25	130.0	126	124	121	115
210	30	134.6	130	128	126	121

一般培养基用压力1.05kg/cm^2、温度在121.3℃条件下灭菌15~30min可达到彻底灭菌的目的。灭菌的温度及维持的时间随灭菌物品的性质和容量等具体情况而有所改变。例如,含糖培养基用压力0.56kg/cm^2(8lb/in^2)、温度在112.6℃灭菌15min,但为了保证效果,可将其他成分先行温度121.3℃、20min灭菌,然后以无菌操作加入灭菌的糖溶液。又如,盛于试管内的培养基以压力1.05kg/cm^2、温度121.3℃灭菌20min即可,而盛于大瓶内的培养基最好以压力1.05kg/cm^2、温度121.3℃灭菌30min。

蒸汽压力所用单位为kg/cm^2(千克/厘米^2),它与lb/in^2(磅/英寸^2)和温度的换算关系见表1-2-4。

表1-2-4 蒸汽压力与蒸汽温度换算关系表

大气压/atm	蒸汽压力		蒸汽温度
	kg/cm^2	lb/in^2	℃
1.00	0.00	0.00	100.0
1.25	0.25	3.75	107.0
1.50	0.50	7.50	112.0
1.75	0.75	11.25	115.0
2.00	1.00	15.00	121.0
2.50	1.50	22.50	128.0
3.00	2.00	30.00	134.5

注:1atm=101325Pa;1kg/cm^2=980665Pa;1lb/in^2=6894.76Pa。

实验室中常用的高压蒸汽灭菌锅有立式、卧式和手提式等几种，卧式构造原理如图 1-2-8 所示，手提式灭菌锅如图 1-2-9 所示。

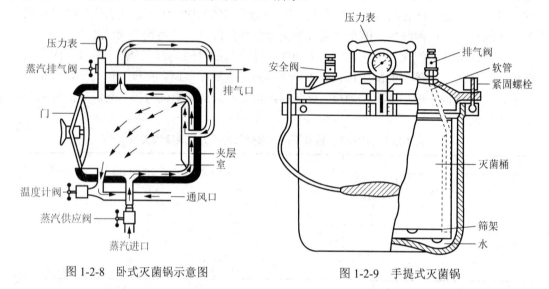

图 1-2-8　卧式灭菌锅示意图　　　　　图 1-2-9　手提式灭菌锅

高压蒸汽灭菌步骤如下。

1）首先将内层灭菌桶取出，再向外层锅内加入适量的水，使水面与三角搁架相平。

2）放回灭菌桶，并装入待灭菌物品。注意不要装得太挤，以免妨碍蒸汽流通而影响灭菌效果。三角烧瓶与试管口均不要与桶壁接触，以免冷凝水淋湿包口的纸而透入棉塞。

3）加盖，并将盖上的排气软管插入内层灭菌桶的排气槽内，再以两两对称的方式同时旋紧相对的两个螺栓，使两个螺栓松紧一致，勿使漏气。

4）用电炉或煤气加热，并同时打开排气阀，使水沸腾以排除锅内的冷空气。待冷空气完全排尽后，关上排气阀，让锅内的温度随蒸汽压力增加而逐渐上升。当锅内压力升到所需压力时，控制热源，维持压力至所需时间。本实验在压力 $1.05kg/cm^2$、温度 121.3℃下灭菌 20min。

5）灭菌所需时间到了后，切断电源或关闭煤气，让灭菌锅内温度自然下降，当压力表的压力降至 0 时，打开排气阀，旋松螺栓，打开盖子，取出灭菌物品。如果压力未降到 0，打开排气阀，就会因锅内压力突然下降，容器内的培养基由于内、外压力不平衡而冲出烧瓶口或试管口，造成棉塞沾染培养基而发生污染。

6）将取出的灭菌培养基放入 37℃ 温箱培养 24h，经检查若无杂菌生长，即可待用。

3. 过滤除菌

对许多材料（如血清与糖溶液）应用一般加热消毒灭菌方法，均会使其被热破坏，这时可采用过滤除菌的方法。应用最广泛的过滤器有蔡氏过滤器和滤膜过滤器。蔡氏过滤器是用银或铝等金属做成的，分为上、下两节，过滤时，把石棉板紧紧地夹在上、下两节滤器之间，然后将溶液置于滤器中抽滤。每次过滤必须用一张新滤板，蔡氏过滤器的结构如图 1-2-10 A 所示。滤膜过滤器的结构与蔡氏过滤器相似，只是滤膜是一种多孔纤维素（乙酸纤维素或硝酸纤维素），孔径一般为 0.45μm，过滤时，液体和小分子物质通过，细菌被截留在滤膜上，但若要将病毒除掉，则需更小孔径的滤膜。

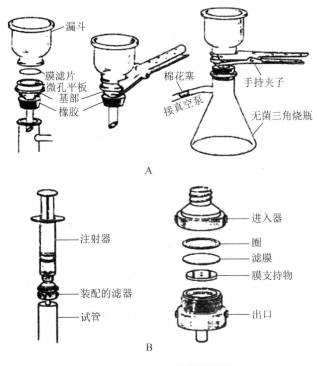

图 1-2-10 用于除菌的滤器

A. 蔡氏过滤器；B. 滤膜过滤器

4. 紫外线灭菌

紫外线灭菌是用紫外灯进行的，波长为 200～300nm 的紫外线都有杀菌能力，其中以 260nm 的紫外线杀菌力最强。在波长一定的条件下，紫外线的杀菌效率与强度和时间的乘积成正比。紫外线的杀菌机制主要是它诱导了胸腺嘧啶二聚体的形成，从而抑制了 DNA 的复制。此外，辐射能使空气中的氧电离成 [O]，再使 O_2 氧化生成臭氧（O_3）或使水（H_2O）氧化生成过氧化氢（H_2O_2），O_3 和 H_2O_2 均有杀菌作用。紫外线穿透力不大，所以只适用于无菌室、接种箱、手术室内的空气及物体表面的灭菌。紫外灯距照射物以不超过 1.2m 为宜。

为了加强紫外线灭菌效果，在打开紫外灯以前，可在无菌室内（或接种箱内）喷洒 3%～5%石炭酸溶液，一方面使空气中附着有微生物的尘埃降落，另一方面也可以杀死一部分细菌。无菌室内的桌面、凳子可用 2%～3%来苏尔溶液擦洗，然后再开紫外灯照射，即可增强杀菌效果，达到灭菌目的。

由于紫外线对眼结膜及视神经有损伤作用，对皮肤有刺激作用，所以不能直视紫外灯光，更不能在紫外灯光下工作。

五、注意事项

1）实验前，熟悉实验室布局，了解实验仪器用品摆放规律及用途。

2）制备无菌水时，试管装水量一般控制在试管高度的 1/5～3/5，三角烧瓶装水量不宜超过规格容量的 1/2（装量过多，灭菌过程中易喷出或润湿棉塞）。

3）称药品用的牛角匙不能混用，称完药品应及时盖紧瓶盖。调节 pH 时要小心操作，避免回调。不同培养基有各自的配制特点，要注意具体操作。

4）高压蒸汽灭菌要按程序操作，灭菌时操作人员不能离开，压力降至 0 时才能开盖。

5）干热灭菌物品不能太挤，物品不要与壁板接触，以免烤焦。

6）过滤除菌的各连接处要结合紧密，以防污染。

六、实验内容

分别对培养基、无菌水、培养皿进行灭菌。

1）用三角烧瓶盛装 150mL 牛肉膏蛋白胨固体培养基（琼脂含量 1.8%）和 150mL PDA 固体培养基（琼脂含量 1.8%），覆盖透气膜和牛皮纸，用橡皮筋绑好，进行高压蒸汽灭菌。

2）6 支试管，每支试管装 9mL 无菌水。覆盖牛皮纸，橡皮筋绑好，进行高压蒸汽灭菌。

3）10 个培养皿，用报纸包好，进行干热灭菌。

【注意】

1）三角烧瓶和离心管需要洗干净再用，培养皿不需要清洗。

2）由教师安排两个人制备马铃薯汁，供全班使用。

3）培养基等制备好后，由值日生统一灭菌。

思考题

1）高压蒸汽灭菌开始之前，为什么要将锅内冷空气排尽？

2）灭菌完毕后，为什么待压力降低至 0 时，才能打开排气阀，开盖取物？

3）在使用高压蒸汽灭菌锅灭菌时，怎样杜绝一切不安全的因素？

4）灭菌在微生物实验操作中有何重要意义？

5）培养基配制好后，为何须立即灭菌？如何检查灭菌后的培养基是否为无菌的？

6）PDA 培养基的 pH 自然，此培养基灭菌后应是偏酸还是偏碱？为什么？

7）为什么干热灭菌比湿热灭菌所需要的温度高、时间长？请设计干热灭菌和湿热灭菌比较的实验方案。

实验九　微生物的纯培养技术

一、目的要求

掌握无菌操作的基本环节及各种分离、接种方法。

二、实验器材

根据实验需要确定。

三、基本原理

分离微生物常用的三种方法：平板划线法、涂布平板法和倾注平板法。在划线过程中随着接种环在琼脂表面往返划动，微生物细胞从接种环上转移到平板上，可使每个细胞在培养基表面形成一个菌落。平板划线法是目前使用最广泛的一种分离技术。而涂布平板法和倾注平板法则都是先将样品进行稀释，而后用固体培养基使合适稀释液中的菌体定位。

在微生物的研究工作中，为了使微生物不断延续其生命，需一次次地将其接种到新培养基上。接种操作决不允许不需要的微生物进入培养基而造成污染。将污染降到最低限度的接种技术称为无菌操作技术。它是微生物工作中的一种重要而又基本的操作。

四、方法与步骤

1. 接种的操作方法

（1）斜面接种

1）操作前，先用75%酒精擦手，待酒精挥发后，才能点燃酒精灯。

2）用斜面接种时，将菌种管和培养基管握在左手的大拇指和其他四指之间，使斜面向上，并处于水平位置。

3）先将两支试管的棉塞旋转一下，以便于接种时拔出，并把棉塞握住，不得随意放在台面上或与其他物品相接触，再以火焰烧管口。

4）将上述在火焰上灭过菌的接种环伸入菌种管内，接种环先在试管内壁上或未长菌苔的培养基表面接触一下，使接种环充分冷却，以免烫死菌种。然后用接种环在菌苔上轻轻接触，刮出少许培养物，将接种环自菌种管中抽出，抽出时勿与管壁相碰，也勿使其再通过火焰。

5）迅速将沾有菌种的接种环伸入培养基试管口，在斜面上划线（波浪线或直线），使菌体黏附在培养基上。划线时勿用力，否则会划破培养基表面。

6）将接种环抽出，灼烧管口，塞上棉塞。

7）接种环放回原处前，要经火焰灼烧灭菌并将棉塞进一步塞紧，以免脱落。以上操作过程如图 1-2-11 所示。

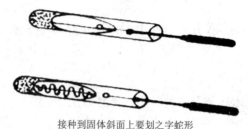

接种到固体斜面上要划之字蛇形

图1-2-11　固体斜面蛇形接种

（2）液体接种

由斜面菌种接入液体培养基：基本操作方法与前相同，但使试管口略高一些，以免培养基流出。接入菌体后，使接种环与管口壁轻轻地研磨以便菌体擦下。接好种后，塞上棉塞。将试管在手掌中轻轻敲打，使菌体充分分散。

由液体菌种接入培养基平板，菌种为液体时，接种除用接种环外，还可用无菌吸管或滴管。只需在火焰旁拔去棉塞，将试管口通过火焰灭菌，用无菌吸管吸取菌液0.1～0.2mL，注入平板后，用无菌的玻棒在平板表面均匀涂布（图1-2-12）。

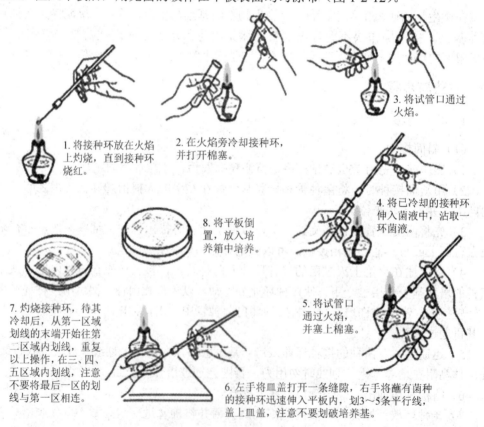

图1-2-12　液体接种全过程

(3) 穿刺接种

穿刺接种是把菌种用穿刺的方法接种到固体深层培养基中。此法用于厌氧性细菌接种，或为鉴定细菌时观察生理性能用。穿刺接种时，将沾有菌种的接种针自培养基中心刺入，直至接近管底，但勿穿透，然后按原穿刺线慢慢拔出（图1-2-13）。

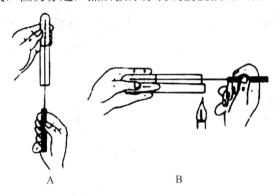

图1-2-13　半固体培养基穿刺接种示意图

2. 分离的操作方法

(1) 平板划线法

倒制平板：将熔化的琼脂培养基冷却到45℃左右，在酒精灯火焰旁以右手的无名指与小手指夹持棉塞，左手打开无菌培养皿盖的一边，右手持三角烧瓶向皿里注入10～15mL培养基。将培养皿稍加旋转摇动后，置于水平位置待凝。

划线分离：在酒精灯火焰上灼烧接种环，待其冷却后，以无菌操作取一环待分离的菌液。

划线时，琼脂平板可放在台面上，也可持在手中（图1-2-14）。左手握琼脂平板，在火焰附近稍抬起皿盖，右手持接种环伸入皿内，在平板上第一区域按之字形来回划线。划线时，使接种环与平板表面成30°～40°角轻轻接触，以腕力使接种环在琼脂表面做轻快地滑动，勿划破表面。一区法是连续划线。分区法则是灼烧接种环，待其冷却后，将手中培养皿旋转70°角，用接种环在划过线的第一区域接触一下，然后在第二区域划线，并依次对第三区域和第四区域划线（图1-2-15）。

划线完毕后，在皿底用记号笔注明样品名称、日期、姓名（或学号），将整个培养皿倒置放入28～30℃恒温培养箱中培养。

48～72h后，观察并记录单菌落的生长和分布情况（图1-2-16）。

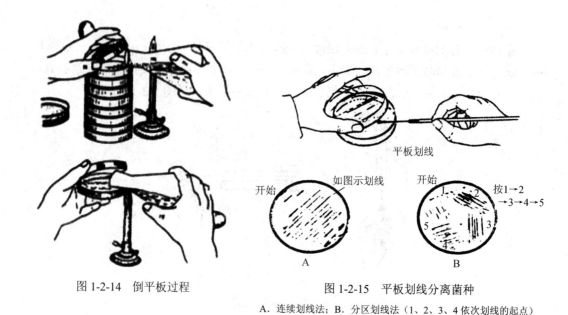

图 1-2-14 倒平板过程

图 1-2-15 平板划线分离菌种
A. 连续划线法；B. 分区划线法（1、2、3、4 依次划线的起点）

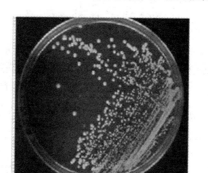

图 1-2-16 平板分区划线细菌生长示意图

（2）倾注平板法

1）编号：取 6 支盛有 9mL 无菌水的试管排列于试管架上，依次标上 10^{-1}、10^{-2}、10^{-3}、10^{-4}、10^{-5}、10^{-6} 字样。

2）稀释：以 1mL 无菌吸管按无菌操作从样品管中吸取 1mL 菌液于 10^{-1} 试管中，然后用另一吸管在 10^{-1} 试管中来回吹吸三次，使其混合均匀，制成 10^{-1} 稀释液。再用此吸管从 10^{-1} 管中吸取 1mL 稀释液注入 10^{-2} 管中，依次制成 10^{-2}、10^{-3}、10^{-4}、10^{-5}、10^{-6} 稀释液。

3）加样：用 1mL 无菌吸管分别吸取 10^{-4}、10^{-5}、10^{-6} 稀释液 1mL 注入已编好号的 10^{-4}、10^{-5}、10^{-6} 号无菌培养皿中（图 1-2-17）。

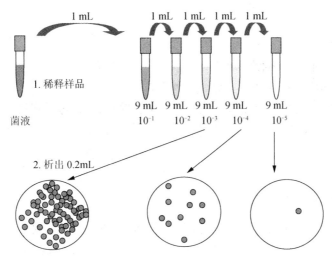

图 1-2-17 倾注平板法

4）倾注平板：将熔化后冷至 45℃左右（以手持三角烧瓶，不觉烫手为宜）的琼脂培养基，向加有稀释液的各培养皿中分别倒入 10～15mL，迅速旋转培养皿，使培养基与稀释液充分混合，水平放置，待其凝固后，倒置于 28～30℃恒温箱中培养。

48～72h 后，观察并记录各平板上菌落生长和分布情况。判断哪个稀释度最合适。

（3）涂布平板法（图 1-2-18）

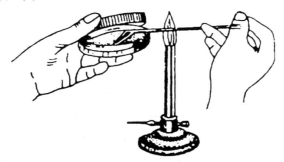

图 1-2-18 平板涂布操作

1）平板制备：制备三套无菌平板，并分别写上 10^{-4}、10^{-5}、10^{-6}。

2）稀释：同倾注平板法。

3）加样：用无菌吸管分别吸取 10^{-4}、10^{-5}、10^{-6} 稀释液 0.2mL 对号注入编好号的琼脂平板中。

4）涂布：用无菌涂棒在各平板表面进行均匀涂布。待涂布的菌液干后，将培养皿倒置于 28～30℃恒温箱中培养。

5）48～72h 后，观察并记录菌落生长和分布情况。

思考题

1）为什么要把培养皿倒置培养？
2）接种前和接种后为什么要灼烧接种环？
3）为什么要待接种环冷却后才能将其与菌种接触？是否可以将接种环放在台面上待其冷却？怎样知道接种环是否已经冷却？

 知识链接

（一）无菌操作环节注意事项

1）接种室应保持清洁，用煤酚皂液擦洗台面和墙壁，定期用乳酸或甲醛熏蒸。每次使用前，均应用紫外灯灭菌。定期对接种室进行无菌程度的检查。

2）进入接种室前，应先做好个人卫生工作，在缓冲间内更换工作鞋帽、工作衣、戴口罩。工作衣、工作鞋、口罩只准在接种室内使用，不准穿到其他地方去，并要定期更换、消毒。

3）接种的试管、三角烧瓶等应做好标记，注明培养基、菌种的名称、日期。移入接种室内的所有物品，均须在缓冲间用70%酒精擦拭干净。

4）接种前，双手用70%酒精或新洁尔灭消毒，操作过程不离开酒精灯火焰，棉塞不乱放；接种工具使用前后均需用火焰灭菌。

5）培养箱应经常清洁消毒。

（二）接种室的消毒方法

1. 紫外线灭菌

接种室使用前打开紫外灯照射约30min，就能使空气和室壁表面基本上无菌。为了加强灭菌效果，在开灯以前可以在接种室内喷洒石炭酸溶液，使空气中附有微生物的尘埃降落，并杀死一些微生物。接种室的台面等可用2%～3%来苏尔溶液擦洗。

紫外线对人体皮肤，尤其对眼睛具有杀伤力，因此不要直视开着的紫外灯，也不能在开着紫外灯的情况下工作。

2. 喷洒石炭酸

将石炭酸水浴稍热，使之溶解。用吸耳球通过吸管吸取该溶液，配成5%溶液。对于小房间，可用喷雾器按由上至下、由里到外的顺序进行喷雾，关门，稍等片刻即可使用。石炭酸对皮肤有较强的毒害作用，使用时不要接触皮肤。

3. 福尔马林熏蒸

1）用量：市售福尔马林是37%～40%的甲醛水溶液。常用量按每立方米空间2～

6mL 计算。

2）用福尔马林熏蒸有两种方法。

① 加热熏蒸：按熏蒸空间计算，量取甲醛溶液，放在酒精灯上方的小铁桶或烧杯中，点燃酒精灯，关闭室门。酒精灯最好在甲醛蒸发完后即自行熄灭。

② 氧化熏蒸：在一瓷杯里铺一张报纸，放入高锰酸钾（其用量为 1/2 甲醛量），再取定量的甲醛溶液，倒在盛有高锰酸钾的容器里，立即关闭室门。几秒后，由高锰酸钾氧化甲醛反应所产生的热将其余的甲醛蒸为气体。

由于甲醛对人眼、鼻有强烈的刺激作用，熏蒸后相当长时间内不能进入室内工作。因此，接种室至少在使用前 24h 进行熏蒸，房间应密闭，保持 12h。之后可取与甲醛等量的氨水，倒在瓷碗中，放入熏蒸过的接种室内，以减少甲醛对人的刺激作用。用氨水中和，至少应在工作前 2h 进行。

4. 过滤除菌

近几年来，多采用一种称为超净工作台的接种室，其原理是借助于鼓风机将普通空气鼓入，通过粗滤、超滤纤维过滤后，进入工作台内的空气即为无菌空气。整个工作室内要求清洁无尘，这样可延长超净工作台的使用寿命。

新的超净工作台使用前，要进行无菌实验，确定合格后方可使用。接种前，应先将工作台开启 5～6min。

（三）接种室无菌程度检查

取无菌的营养琼脂平板，在接种室内台上和台下各放一套。把皿盖打开 15min，然后盖好，倒置 37℃恒温培养 24～28h，如果每个皿内菌落不超过 4 个，则可以认为无菌程度良好；若菌落很多，则应对接种室进行进一步灭菌。

实验十　空气中微生物的测定和计数

一、目的要求

1）通过实验了解一定环境空气中微生物的分布情况。
2）学习并掌握检定和计数空气中微生物的基本方法。

二、实验器材

1）培养基：肉汤蛋白胨培养基、查氏培养基、高氏培养基。
2）盛 50mL 无菌水的三角烧瓶、蒸馏水瓶、平皿、吸管等。

三、基本原理

平皿沉降法检测空气中微生物：采样时将普通琼脂培养基或血琼脂培养基 5 个，分别置于室内同一平面 5 个不同的点（室内四个角及中央），打开皿盖，让平皿暴露 15～30min 后盖好平皿盖，置于 37℃恒温箱中培养，次日观察平皿菌落，计数 5 个平皿生长菌落数，根据 5min 内 100cm² 培养基中降落细菌数相当于 10L 空气中所含细菌数来计算 1m³ 空气中的细菌数。计算公式为

$$细菌数(CFU)/m^3 = N \times 100/A \times 5/T \times 1000/10 = 50000N/AT$$

式中，A 为平板面积（cm²）；T 为平板暴露时间（min）；N 为平板平均菌落数（CFU）。

1）培养基的配制。称取 10g 蛋白胨、3g 牛肉浸膏、5g 氯化钠、20g 琼脂，充分混合后，加入 1000mL 蒸馏水中，用盐酸和氢氧化钠调节溶液的 pH 为 7.4～7.6，过滤除去沉淀后，分装在 5 个 250mL 三角烧瓶中，放入高压蒸汽灭菌锅中，在 121℃下灭菌 15min。取出后置于暗处备用。

2）制作平皿。加热使测定所用的培养基熔化，待冷至 50～60℃时，倾入培养皿，每皿注入 15～20mL，一共制作 5 块。盖上皿盖。

3）细菌含量的测定。利用微生物在空气中能随尘粒下沉的原理，将盛有培养基的平皿平放，移去平皿盖，在空气中暴露 5min，培养皿距离地面 1m，距离墙壁最近不可小于 30cm，室中央及四周角各放一平皿。

四、方法与步骤

1）将肉汤蛋白胨培养基、查氏培养基、高氏培养基熔化后，各倒入 4 个平板。

2）将上述 3 种培养皿各取 4 个，其中 2 个在室外打开皿盖，分别暴露于空气中 5min、10min；另 2 个培养皿在实验室空气中分别暴露 5min、10min。

3）置 28℃恒温箱中培养 48h 后计算其菌落数，观察菌落的形态、颜色。

五、实验结果

将实验结果记录于表 1-2-5。

表 1-2-5 空气中主要微生物数量测定实验记录表

环境	菌落数	细菌	霉菌	放线菌
室外	5min			
	10min			
室内	5min			
	10min			

思考题

如何计算每升空气中微生物的数目?

实验十一　样品中菌落总数的检验

一、目的要求

掌握检验样品中菌落总数(平板菌落计数)的原理和方法。

二、实验器材

1)样品：市售鲜啤酒。
2)培养基：营养琼脂培养基。
3)设备仪器：10mL无菌吸管1支、1mL无菌吸管4支、无菌带塞空试管3支、无菌空培养皿9套、酒精灯、试管架、无菌生理盐水、玻璃珠、恒温箱(36℃±1℃)、天平等。

三、基本原理

菌落总数是指食品检样经过处理，在一定条件下培养后，所得1g或1mL检样中所含细菌菌落的总数。

菌落总数主要作为食品被污染程度的标志，也可以应用这一方法观察细菌在食品中繁殖的动态，以便对被检样品进行卫生学评价时提供依据。

每种细菌都有它的生物特性，培养时，应用不同的营养条件及其他生理条件(如温度、培养时间、pH、需氧性质等)去满足其要求，才能分别将各种细菌培养出来。但在实际工作中，一般只用一种常用的方法进行细菌菌落总数的测定。所得结果，只包括一群能在营养琼脂上发育的嗜中温性需氧菌的菌落总数。

四、方法与步骤

菌落总数的检验程序如下：检样→做成几个适当的稀释度→选择2~3个稀释度各以1mL的量加入灭菌平皿内→每皿内加入适量营养琼脂培养基→计数菌落(36℃±1℃，24h±2h)→报告。

1. 检样稀释及培养

1)以无菌操作，将检样25g(或25mL)剪碎放于含有225mL灭菌生理盐水或其他稀释液的灭菌玻璃瓶内(瓶内放置适当数量的玻璃珠)或灭菌乳钵内，经充分振摇或研磨做成1:10的均匀稀释液。

固体检样在加入稀释液后,最好置灭菌均质器中以 8000~10000r/min 的速度处理 1min,做成 1∶10 的均匀稀释液。

2)用 1mL 灭菌吸管吸取 1∶10 稀释液 1mL,沿管壁徐徐注入含有 9mL 灭菌生理盐水或其他稀释液的试管内(注意吸管尖端不要触及管内稀释液),振摇试管混合均匀,做成 1∶100 的稀释液。

3)另取 1mL 灭菌吸管,按上述操作顺序,作 10 倍递增稀释液,如此每递增稀释一次,即换用一支灭菌吸管。

4)根据食品卫生标准要求或对标本污染情况的估计,选择 2~3 个适宜稀释度,分别在作 10 倍递增稀释的同时,即以吸取该稀释度的吸管移 1mL 稀释液于灭菌平皿内,每个稀释度作两个平皿。

5)稀释液移入平皿后,应及时将凉至 46℃的营养琼脂培养基(可放置于 46℃±1℃的水浴中保温)注入平皿 20~25mL,并转动平皿使混合均匀。同时将营养琼脂培养基倾入加有 1mL 稀释液(不含样品)的灭菌皿内作空白对照。

6)待琼脂凝固后,翻转平板,置 36℃±1℃恒温箱内培养 24h±2h(肉、水产、乳和蛋品为 48h±2h)取出,计算平板内菌落数目,乘以稀释倍数,即得每克(或毫升)样品所含菌落总数。

2. 菌落计数方法

作平板菌落计数时,可用肉眼观察,必要时用放大镜检查,以防遗漏。在记下各平板的菌落数后,求出同稀释度的各平板的平均菌落数。

3. 菌落计数的报告

(1)平板菌落数的选择

选取菌落数在 30~300 范围内的平板作为菌落总数测定标准。一个稀释度使用两个平板,应采用两个平均数,其中一个平板有较大片状菌落生长时,则不宜采用,而应以无片状菌落生长的平板作为该稀释度的菌落数,若片状菌落不到平板的一半,而其余一半中菌落分布又很均匀,即可计算半个平板后乘以 2 来代表全皿菌落数。

(2)稀释度的选择

1)应选择平均菌落数在 30~300 范围内的稀释度,乘以稀释倍数来报告(表 1-2-6)。

表 1-2-6 稀释度选择及菌落数报告方式

序号	稀释液及菌落数			两稀释液之比	菌落总数 /[个/g(mL)]	报告方式 /[个/g(mL)]
	10^{-1}	10^{-2}	10^{-3}			
1	多不可计	164	20	—	16400	16000 或 $1.6×10^4$
2	多不可计	295	46	1.6	37750	38000 或 $3.8×10^4$

续表

序号	稀释液及菌落数			两稀释液之比	菌落总数 /[个/g（mL）]	报告方式 /[个/g（mL）]
	10^{-1}	10^{-2}	10^{-3}			
3	多不可计	271	60	2.2	27100	27000 或 $2.7×10^4$
4	多不可计	4650	313	—	313000	310000 或 $3.1×10^5$
5	27	11	5	—	270	270 或 $2.7×10^2$
6	0	0	0	—	<1×10	<10
7	多不可计	305	12	—	30500	31000 或 $3.1×10^4$

2）若有两个稀释度，其生长的菌落数均在30～300范围内，则视二者之比来决定。若其比值小于2，应报告其平均数；若大于2，则报告其中较小的数字（表1-2-6）。

3）若所有稀释度的平均菌落数均大于300，则应按稀释度最高的平均菌落数乘以稀释倍数来报告（表1-2-6）。

4）若所有稀释度的平均菌落数均小于30，则应按稀释度最低的平均菌落数乘以稀释倍数来报告（表1-2-6）。

5）若所有稀释度均无菌落生长，则以小于1乘以最低稀释倍数来报告（表1-2-6）。

6）若所有稀释度的平均菌落数均不在30～300范围内，其中一部分大于300或小于30时，则以最接近30或300的平均菌落数乘以稀释倍数来报告（表1-2-6）。

（3）菌落数的报告

菌落数在100以内时，按其实有数报告；菌落数大于100时，采用二位有效数字，在二位有效数字后面的数值，以四舍五入方法计算。为了缩短数字后面的零数，也可用10的指数来表示（见表1-2-6"报告方式"栏）。

五、注意事项

观察菌落特点时，要选择分离得很开的单个较大菌落；已知菌落和未知菌落要编好号，请勿随意移动、开盖，以免混淆菌号。

六、实验结果

1）报告菌落总数。

2）总结实验成功的经验或失败教训。

 思考题

平板菌落计数的原理是什么？

实验十二　样品中大肠菌群的检验

一、目的要求

学习大肠菌群菌数的检测原理和方法。

二、实验器材

1）仪器：恒温箱（36℃±1℃）、天平、显微镜、平皿、水浴（44℃±0.5℃）、试管、吸管、载玻片。

2）培养基及试剂：乳糖胆盐发酵管（单料及双料）、伊红美蓝琼脂培养基（EMB）、乳糖发酵管、革兰氏染色液、芽孢染色液。

三、基本原理

大肠菌群是指一群在 37℃、24h 能发酵乳糖、产气需氧和兼性厌氧的革兰氏阴性无芽孢杆菌。该菌主要来源于人畜粪便，故以此作为粪便污染指标来评价食品的卫生质量，具有广泛的卫生学意义。

食品中大肠菌群数是以每 100mL（g）检样内大肠菌群最可能数（MPN）表示的。

四、方法与步骤

大肠菌群检验程序如图 1-2-19 所示。

1. 检样稀释

1）以无菌操作，将检样 25g（或 25mL）剪碎放于含有 225mL 灭菌生理盐水或其他稀释液的灭菌玻璃瓶内（瓶内放置适当数量的玻璃珠）或灭菌乳钵内，经充分振摇或研磨做成 1∶10 的均匀稀释液。固体检样在加入稀释液后，最好置灭菌均质器中以 8000～10000r/min 的速度处理 1min，做成 1∶10 的均匀稀释液。

2）用 1mL 灭菌吸管吸取 1∶10 稀释液 1mL，沿管壁徐徐注入含有 9mL 灭菌生理盐水或其他稀释液的试管内，振摇试管混合均匀，做成 1∶100 的稀释液。

3）另取 1mL 灭菌吸管，按上项操作顺序，作 10 倍递增稀释液，如此每递增稀释一次，即换用一支 1mL 灭菌吸管。

4）根据食品卫生标准要求或对检样污染情况的估计，选择 3 个稀释度，每个稀释度接种 3 管。将待检样品接种于乳糖胆盐发酵管内，接种量在 1mL 以上者，用双料乳糖胆盐发酵管；1mL 及以下者，用单料乳糖发酵管。每一稀释度接种 3 管，置 36℃±1℃温箱内，培养 24h±2h，如所有乳糖胆盐发酵管都不产气，则可报告为大肠菌群阴性；如有产气者，则按下列程序进行。

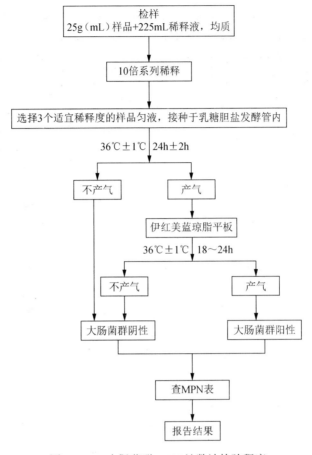

图 1-2-19 大肠菌群 MPN 计数法检验程序

2. 分离培养

将产气的发酵管分别转种在伊红美蓝琼脂平板上，置 36℃±1℃恒温箱内，培养 18~24h，然后取出，观察菌落形态，并做革兰氏染色和芽孢染色及证实实验。

3. 验证实验

在上述平板上，挑取可疑大肠菌群菌落 1~2 个，进行革兰氏染色，同时接种乳糖发酵管，置 36℃±1℃恒温箱内培养 24h±2h。观察产气情况。凡乳糖发酵管产气，革兰氏染色为阴性的无芽孢杆菌，即可报告为大肠菌群阳性。

五、实验结果

根据证实为大肠菌群阳性的管数，查 MPN 检索表（表 1-2-7），报告每 100mL（g）大肠菌群的最可能数。

表 1-2-7 大肠菌群最可能数（MPN）检索表

阳性管数			每 100mL（g）MPN
1mL（g）×3	0.1 mL（g）×3	0.01 mL（g）×3	
0	0	0	<30
0	0	1	30
0	0	2	60
0	0	3	90
0	1	0	30
0	1	1	60
0	1	2	90
0	1	3	120
0	1	0	30
0	1	1	60
0	1	2	90
0	1	3	120
0	1	0	30
0	1	1	60
0	1	2	90
0	1	3	120
0	2	0	60
0	2	1	90
0	2	2	120
0	2	3	160
0	3	0	90
0	3	1	120
0	3	2	160
0	3	3	190
1	0	0	40
1	0	1	70
1	0	2	110
1	0	3	150
1	1	0	70
1	1	1	110
1	1	2	150
1	1	3	190
1	2	0	110
1	2	1	150
1	2	2	200

续表

阳性管数			每 100mL (g) MPN
1mL (g) ×3	0.1 mL (g) ×3	0.01 mL (g) ×3	
1	2	3	240
1	3	0	160
1	3	1	200
1	3	2	240
1	3	3	290
2	0	0	90
2	0	1	140
2	0	2	200
2	0	3	260
2	1	0	150
2	1	1	200
2	1	2	270
2	1	3	340
2	2	0	210
2	2	1	280
2	2	2	350
2	2	3	420
2	3	0	290
2	3	1	360
2	3	2	440
2	3	3	530
3	0	0	230
3	0	1	390
3	0	2	640
3	0	3	950
3	1	0	430
3	1	1	750
3	1	2	1200
3	1	3	1600
3	2	0	930
3	2	1	1500
3	2	2	2100
3	2	3	2900
3	3	0	2400
3	3	1	4600

续表

阳性管数			每100mL（g）MPN
1mL（g）×3	0.1 mL（g）×3	0.01 mL（g）×3	
3	3	2	1100
3	3	3	>24000

注：1）本表采用三个稀释度［1mL（g）、0.1mL（g）和 0.01mL（g）］，每稀释度三管。

2）表内所列检样量如改用 10mL（g）、1mL（g）、0.1mL（g），表内数字应相应降低 10 倍；如改用 0.1mL（g）、0.01mL（g）、0.001mL（g），则表内数字应相应增加 10 倍，其余可类推。

3）10mL 以上用双倍乳糖胆盐发酵管，50mL 以上用三倍乳糖胆盐发酵管。

4）可疑菌落有三类：①紫红色具有金属光泽的菌落；②深红色，不带或略带金属光泽的菌落；③淡红色，中心色较深的菌落。

 思考题

1）何谓大肠菌群？它主要包括哪些细菌属？

2）为何 EMB 培养基的琼脂平板能作为检测大肠菌群的鉴别平板？

第三章　应用微生物综合实验实训项目

实验十三　土壤中微生物的分离、纯化及无菌操作技术

一、目的要求

学习从土壤中分离微生物的方法及无菌操作技术。

二、实验器材

1）培养基和试剂：灭菌的牛肉膏、高氏一号、土豆蔗糖固体培养基各一瓶，49.5mL 无菌水（带玻璃珠）一瓶、4.5mL 无菌水 6 管、80%乳酸、10%酚液、95%乙醇。

2）其他：无菌培养皿 12 套、1mL 无菌移液管 10 支、土壤样品、天平、称量纸、药匙、试管架、玻璃铅笔、橡皮头（用75%乙醇浸泡）、涂布器。

三、基本原理

从混杂微生物群体中获得只含有某一种或某一株微生物的过程称为微生物分离与纯化。土壤是微生物生活的大本营，其所含微生物无论是数量还是种类都是极其丰富的。因此土壤是发掘微生物资源的重要基地，可以从中分离、纯化得到许多有价值的菌株。本实验将采用不同的培养基，通过稀释涂布平板法和平板划线法，从土壤中分离不同类型的微生物。

四、方法与步骤

（一）土壤稀释分离

1. 取土壤

取表层以下 5～10cm 的土样，放入灭菌的袋中备用，或者放在 4℃冰箱中暂时保存。

2. 制备稀释液（无菌操作）

1）制备土壤悬液：称土样 10g，迅速倒入带玻璃珠的 90mL 无菌水瓶中（玻璃珠用量以充满瓶底为最好），振荡 5～10min，使土样充分打散，即成为稀释度为 10^{-2} 的土壤悬液。

2）稀释：用无菌移液管吸稀释度为 10^{-2} 的土壤悬液 1mL，放入 9mL 无菌水中即为稀释度为 10^{-3} 的稀释液，如此重复，可依次制成稀释度为 10^{-3}～10^{-7} 稀释液（图 1-3-1）。

【注意】操作时管尖不能接触液面，每一个稀释度换用一支移液管，每次吸入土壤悬液后，要将移液管插入液面，吹吸 3 次，每次吸上的液面要高于前一次，以减少稀释中的误差。

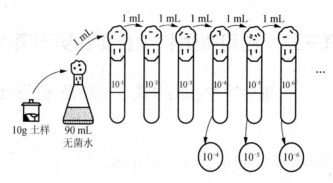

图 1-3-1 土壤梯度稀释操作过程

3. 用混菌法测定菌落

（1）细菌

取稀释度为 10^{-6}、10^{-7} 的两管稀释液各 1mL，分别接入相应标号的平皿中，每个稀释度接两个平皿。然后取冷却至 50℃的牛肉膏琼脂培养基，分别倒入以上培养皿中（装量以铺满皿底的 2/3 为宜），迅速轻轻摇动平皿，使菌液与培养基充分混匀，但不沾湿平皿的边缘，待琼脂凝固后即成细菌平板。倒平板时要注意无菌操作。

（2）放线菌

取稀释度为 10^{-2}、10^{-3} 的两管稀释液各 1mL，分别接入相应标号的平皿中，每个稀释度接两个平皿。在熔化好的土豆蔗糖培养基中，每 100mL 加入灭菌的乳酸 1mL，轻轻摇匀，然后用与细菌相同的方法倒入平皿中，便可制成放线菌的平板。平板涂布分离菌种的操作方法如图 1-3-2 所示。

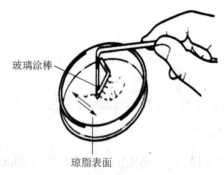

图 1-3-2 平板涂布分离菌种的操作

4. 培养

将接种好的细菌、放线菌平板倒置，即皿盖朝下放置，于 28～30℃中恒温培养，细菌培养 1～2d，放线菌培养 5～7d。培养物可用于观察菌落，以及进一步纯化分离或直接转接斜面。

（二）平板划线分离微生物

1. 倒平板

按无菌操作要求，在火焰旁操作，取熔化并冷却至不烫手的固体培养基（约50℃），倒入无菌培养皿中，倒量以铺满皿底为限，平放桌上待其充分凝固，备用。

2. 划线分离

使用接种环，从待纯化的菌落或待分离的斜面菌种中蘸取少量菌样，在相应培养基平板中分离。划线的方法有很多种，目的是获得单个菌落，主要方法参见实验九中的图1-2-15。

3. 培养

方法同"土壤稀释分离"。

（三）斜面接种

1）取新鲜固体斜面培养基，分别做好标记（写上菌名、接种日期、接种人等），然后用无菌操作方法把待接菌种接入以上新鲜培养基斜面中。

2）接种的方法是，用接种环蘸取少量待接菌种，然后在新鲜斜面上按之字形划线，从下部开始，一直划至上部。注意划线要轻，不可把培养基划破。

3）接种后在30℃条件下恒温培养，细菌培养48h，放线菌培养至孢子成熟方可取出保存。

五、实验内容

1）用稀释法分离细菌和放线菌。
2）用平板划线法分离微生物。
3）学习斜面接种等无菌操作技术。

六、注意事项

1）一般土壤中，细菌最多，放线菌及霉菌次之，而酵母菌主要见于果园及菜园土壤中，故从土壤中分离细菌时，要取较高的稀释度，否则菌落连成一片不能计数。

2）在土壤稀释分离操作中，每稀释10倍，最好更换一次移液管，以便计数准确。

3）放线菌的培养时间较长，故制平板的培养基用量可适当增多。

七、实验结果

1）记录土壤稀释分离结果，并计算出每克土壤中细菌和放线菌的数量。

计算方法：选择长出菌落数为30～300范围内的培养皿计数，按以下公式计算总菌数。

总菌数/g=同一稀释度几次重复的菌落平均数×稀释倍数

2）分别记录平板划线、斜面接种的结果，并进行自我评价。

思考题

1）在测定土壤微生物含量时，除混菌法外还可用什么方法？
2）试设计实验，从土壤中分离出酵母菌并进行计数。

实验十四 微生物菌种保藏

一、目的要求

学习和掌握菌种保藏的基本原理，比较几种不同的保藏方法。

二、实验器材

1）菌种：大肠杆菌、假单胞菌、灰色链霉菌、酿酒酵母、产黄霉菌。
2）培养基：肉汤培养基、马铃薯培养基、麦芽汁酵母膏培养基。
3）溶液或试剂：液体石蜡、甘油、五氧化二磷、河沙、瘦黄土或红土、95%乙醇、10%盐酸、无水氯化钙、氯化钠、干冰。
4）仪器或其他用具：无菌吸管、无菌滴管、无菌培养皿、安瓿瓶、冻干管、40目与100目筛子、油纸、滤纸条、干燥器、真空泵、真空压力表、喷灯、L形五通管、冰箱、低温冰箱（-30℃）、超低温冰箱和液氮罐。

三、基本原理

微生物个体微小、代谢活跃、生长繁殖快，如果保存不妥，容易发生变异和被其他杂菌污染，甚至导致细胞死亡。这种现象屡见不鲜。菌种的长期保藏对任何微生物学工作者都是很重要的，也是非常必要的。

自19世纪末Kral开始尝试微生物菌种保藏以来，已建立了许多长期保藏菌种的方法。虽然不同的保藏方法，原理各异，但基本原则是使微生物的新陈代谢处于最低或几乎停止的状态。保藏方法通常基于温度、水分、通气、营养成分和渗透压等方面。

由于分子生物学发展的需要，基因工程菌种的保藏已成为菌种保藏的重要内容之一。其保藏原理和方法与其他菌种相同。但考虑到重组质粒在宿主中的不稳定性，基因工程菌株的长期保藏目前趋向于将宿主和重组质粒分开保存，下面介绍DNA和重组质粒的保藏方法。

现有菌种保藏方法大体分为以下几种。

1. 传代培养法

此法使用最早，它是将要保藏的菌种通过斜面、穿刺或疱肉培养基（用于厌氧细菌）

培养好后,置4℃存放,定期传代培养、再存放。后来发展为在斜面培养物上覆盖一层无菌的液体石蜡,一方面防止因培养基水分蒸发而引起菌种死亡,另一方面石蜡层可将微生物和空气隔离,减弱细胞的代谢作用。不过这种方法保藏菌种的时间不长,且传代过多使菌种的主要特性往往减退甚至丢失,因此它只能用于短期存放菌种。

2. 悬液法

悬液法是指将细菌细胞悬浮在一定的溶液中,如蒸馏水、蔗糖、葡萄糖等糖液及磷酸缓冲液、食盐水等,有的还使用稀琼脂。悬液法操作简便,效果较好。有的细菌、酵母菌用这种方法可保藏几年甚至近十年。

3. 载体法

该法是使生长合适的微生物吸附在一定的载体上进行干燥。这种载体来源很广,如土壤、沙土、硅胶、明胶、麸皮、磁珠和滤纸片等。该法通常操作比较简单,普通实验室均可进行。特别是以滤纸片(条)作为载体,细胞干燥后,可将含细菌的滤纸片或条装入无菌的小袋封闭后,放在信封中邮寄很方便。

4. 真空干燥法

这种方法包括冷冻真空干燥法和L-干燥法。前者是将要保藏的微生物样品先经低温预冻,然后在低温状态下减压干燥。后者则不需要低温预冻样品,只是使样品维持在10～20℃范围内进行干燥。

5. 冷冻法

这是一种使样品始终存放在低温环境下的保藏方法。它包括低温法(-80～-70℃)和液氮法(-196℃)。

水是生物细胞的主要成分,约占活体细胞总量的90%,在0℃或以下时会结冰。样品降温速度过慢,胞外溶液中水分大量结冰,溶液的浓度提高,胞内的水分便大量向外渗透,导致细胞剧烈收缩,造成细胞损伤,此为溶液损伤。若样品冷却速率过大,胞内的水分来不及通过细胞膜渗出,则胞内的溶液因过冷而结冰,细胞的体积膨大,最后导致细胞破裂,此为胞内冰损伤。因此,控制冷却速率是冷冻微生物细胞十分重要的步骤。现在可以通过以下两个途径来克服细胞的冷冻损伤。

1)保护剂,也称分散剂。在需冷冻保藏的微生物样品中加入适当的保护剂可以使细胞经低温冷冻时减少冰晶的形成,如甘油、二甲亚砜、谷氨酸钠、糖类、可溶性淀粉、聚乙烯吡咯烷酮(PVP)、血清、脱脂奶等均为保护剂。二甲亚砜对微生物细胞有一定的毒害,一般不采用。甘油适宜低温保藏,脱脂奶和海藻糖是较好的保护剂,尤其是在冷冻真空干燥中普遍使用。

2)玻璃化。固体在自然界中有两种形式,即晶体和玻璃化。物质的质点(分子、原子和离子等)呈有序排列或格子构造排列的称为晶态即晶体,反之质点作不规则排列的则为玻璃态即玻璃化。玻璃化不会使生物细胞内、外的水在低温下形成晶体，细胞不受损伤。

玻璃化可以通过提高冷却速率（$10^6 \sim 10^7$℃/s）和提高溶液浓度两种方式实现。

四、方法与步骤

以下几种保藏方法可根据实验室具体条件选做。

1. 斜面法

将菌种转接在适宜的固体斜面培养基上，待其充分生长后，用油纸将棉塞部分包扎好（斜面试管用带帽的螺旋试管为宜。这样培养基不易干，且螺旋帽不易长霉，如用棉塞，塞子要求比较干燥），置4℃冰箱中保藏。

保藏时间依微生物的种类各异。霉菌、放线菌及有芽孢的细菌保藏2~4个月移种一次。普通细菌最好每月移种一次。假单胞菌两周传代一次。酵母菌间隔两个月。此法操作简单，使用方便，不需特殊设备，能随时检查所保藏的菌株是否死亡、变异与污染杂菌等。该法的缺点是保藏时间短，需定期传代，且易被污染，菌种的主要特性容易改变。

2. 液体石蜡法

1）将液体石蜡分装于试管或三角烧瓶中，塞上棉塞并用牛皮纸包扎，在121℃灭菌30min，然后放在40℃恒温箱中使水汽蒸发后备用。

2）将需要保藏的菌种在最适宜的斜面培养基中培养，直到菌体健壮或孢子成熟。

3）用无菌吸管吸取无菌的液体石蜡，加入已长好菌的斜面上。其用量以高出斜面顶端1cm为准（图1-3-3），使菌种与空气隔离。

4）将试管直立，置低温或室温下保藏（有的微生物在室温下比在冰箱中保存的时间还要长）。

此法实用而且效果较好。产孢子的霉菌、芽孢菌可保藏两年以上，有些酵母菌可保藏1~2年，一般无芽孢细菌也可保藏1年左右，甚至用一般方法很难保藏的脑膜炎球菌在37℃恒温箱内也可保藏3个月之久。此法的优点是制作简单，不需特殊设备，且不需经常移种。缺点是保存时必须直立放置，所占位置较大，同时也不便携带。

【注意】从液体石蜡下面取培养物移种后，接种环在火焰上灼烧时，培养物容易与残留的液体石蜡一起飞溅，应注意安全，尤其是保藏致病菌时更要小心。

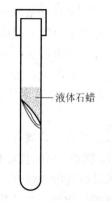

图1-3-3　液体石蜡覆盖保藏

3. 穿刺法

该方法操作简便，是短期保藏菌种的一种有效方法。

1）按穿刺接种培养（培养试管选用带螺旋帽的短试管或用安瓿管、Eppendorf 管等）。

2）将培养好的穿刺管盖紧，外面用石蜡膜封严，置 4℃存放。

3）取用时将接种环（环的直径尽可能小些）伸入菌种生长处挑取少许细胞，接入适当的培养基中。穿刺管封严后可保留以后再用。

4. 滤纸法

1）滤纸条的准备。将滤纸剪成 0.5cm×1.2cm 的小条装入 0.6cm×8cm 的安瓿管中，装 1～2 片/管，用棉花塞上后经 121℃灭菌 30min。

2）保护剂的配置。配置 20%脱脂奶，装在三角烧瓶或试管中，经 112℃灭菌 25min。待冷后，随机取出几份分别放置 28℃、37℃培养过夜，然后各取 0.2mL 涂布在肉汤平板上或斜面培养基上进行无菌检查，确认无菌后方可使用，其余的保护剂置 4℃存放待用。

3）菌种培养。将需保存的菌种在适宜的斜面培养基上培养，直到生长半满。

4）菌悬液的制备。取无菌脱脂奶 2～3mL 加入有保存的菌种斜面的试管内。用接种环轻轻地将菌苔刮下，制成菌悬液。

5）分装样品。用无菌滴管或试管吸取菌悬液滴在安瓿管中的滤纸条上，每条滤纸条约 0.5mL，塞上棉花。

6）干燥。将安瓿管放入盛有五氧化二磷或无水氯化钙（作吸水剂）的干燥器中，用真空泵抽气至干。

7）熔封与保存。用火焰按图 1-3-4 所示将安瓿管封口，置 4℃或室温存放。

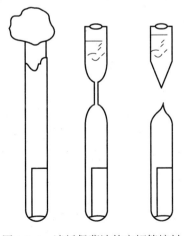

图 1-3-4 滤纸保藏法的安瓿管熔封

> **小提示**
>
> 火焰封口时,由于长时间在强火焰光下对眼睛有损,操作人员要戴上墨镜;同时也防止玻璃裂破,从而保护眼睛。

8)取用安瓿管。使用菌种时,取存放的安瓿管用锉刀或砂轮从上端打开安瓿管或将安瓿管口在火焰上烧热,加一滴冷水在烧热的部位使玻璃裂开,敲掉口端的玻璃,用无菌镊子取出滤纸,放入液体培养基中培养或加入少许无菌水,用无菌吸管或毛细滴管吹打几次,使干燥物很快溶解后吸出,转入适当的培养基中培养。

5. 砂土管法

1)河沙处理。取河沙若干加入 10%盐酸,加热煮沸 30min 除去有机质,倒去盐酸溶液,用自来水冲洗至中性。最后一次用蒸馏水冲洗,烘干后用 40 目筛子过筛,弃用粗颗粒,备用。

2)土壤处理。取非耕作层不含腐殖质的瘦黄土或红土,加自来水浸泡洗涤数次,直至中性。烘干后碾碎,用 100 目筛子过筛,粗颗粒部分丢掉。

3)沙土混合。处理妥当的沙土与土壤按 3:1 的比例掺和(或根据需要确定比例)均匀后,装入 10mm×100mm 的小试管或安瓿管中,每管分装 1g,塞上棉塞,进行灭菌(通常进行间歇灭菌 2 或 3 次),最后烘干。

4)无菌检查。每 10 支砂土管随机抽一支,将沙土倒入肉汤培养基中,30℃培养 40h,若发现有微生物生长,所有砂土管需重新灭菌,再做无菌实验,直至证明无菌后方可使用。

5)菌悬液的制备。取生长健壮的新鲜斜面菌种,加入 2～3mL 无菌水(每 18mm×180mm 的试管斜面接种),用接种环轻轻将菌苔洗下,制成菌悬液。

6)分装样品。每支砂土管(标记后)加入 0.5mL 菌悬液(刚刚使砂土湿润为宜),用接种针拌匀。

7)干燥。将装有菌悬液的砂土管放入干燥管内,干燥器底部盛有干燥剂。用真空泵抽干水分后用火焰封口(也可用橡皮塞塞住试管口)。

8)保存。置 4℃冰箱或室温干燥处,每隔一定的时间检测一次。

此法多用于产生芽孢的细菌、产生孢子的霉菌和放线菌。在抗生素生产工业中应用广泛、效果较好,菌种可保存几年,但对营养细胞效果不佳。

6. 冷冻真空干燥法

1)冻干管的制备。选用中性硬质玻璃,95 号材料为宜,内径约 50mm,长约 15cm,冻干管的洗涤按新购玻璃品洗涤方法洗净,烘干后塞上棉花。可将保藏编号、日期等打印在纸上，剪成小条，装入冻干管。将冻干管在121℃下灭菌30min。

2）菌种培养。将要保藏的菌种接入斜面培养，产芽孢的细菌培养至芽孢从菌体脱落或产孢子的放线菌、霉菌至孢子丰满。

3）保护剂的配制。选用适宜的保护剂按使用浓度配制后灭菌，随即抽样培养后进行灭菌检查（同滤纸法保护的无菌检查），确认无菌后才能使用。

糖类物质需要过滤除菌，脱脂牛奶要在112℃下灭菌25min。

4）菌悬液的制备。吸2~3mL保护剂加入新鲜斜面菌种试管，用接种环将菌苔或孢子洗下振荡，制成菌悬液，真菌菌悬液则需置4℃平衡20~30min。

5）分装样品。用无菌毛细滴管吸取菌悬液加入冻干管，每管装约0.2mL。最后在几支冻干管中分别装入0.2mL、0.4mL蒸馏水作对照。

6）预冻。用程序控制温度仪分级降温。不同微生物的最佳降温速率有所差异，一般由室温快速降温至4℃，4℃至-40℃每分钟降低1℃，-40℃至-60℃以下每分钟降低5℃。条件不具备者可以使用冰箱逐步降温，即室温→4℃→-12℃（三星级冰箱为-18℃）→-30℃→-70℃。

7）冷冻真空干燥。启动冷冻干燥机制冷系统。当温度下降到-50℃以下时，将冻结好的样品迅速放入冻干机罩内，启动真空泵抽气直至样品干燥，也可用图1-3-5所示简易装置代替冻干机。

样品干燥的程度对菌种保藏的时间影响很大。一般要求样品的含水量为1%~3%。判断方法：①外观。样品表面出现裂痕，冻干管内壁有脱落现象，对照管完全干燥。②指示剂。用3%的氯化钴水溶液分装冻干管，当溶液的颜色由红变浅蓝后，再抽气同样长的时间即可。

8）取出样品。先关真空泵，再关制冷机，打开进气阀，使冻干机罩内真空度逐渐下降，直至与室内气压相等后打开冻干机罩，取出样品。先取几支冻干管在桌面上轻敲几下，样品很快疏散，说明干燥程度达到要求。若用力敲，样品不与内壁脱开，也不松散，则需继续冷冻真空干燥，此时样品不需事先预冻。

9）第二次干燥。将已干燥的样品管分别安装在歧形管，启动真空泵进行第二次干燥。

10）熔封。用高频电火花真空检测仪测冻干管内的真空程度。当检测仪将要触及冻干管时，发出蓝色光说明管内真空度很好，即可在火焰下（氧气与煤气混合调节，或用酒精喷灯）熔封冻干管。

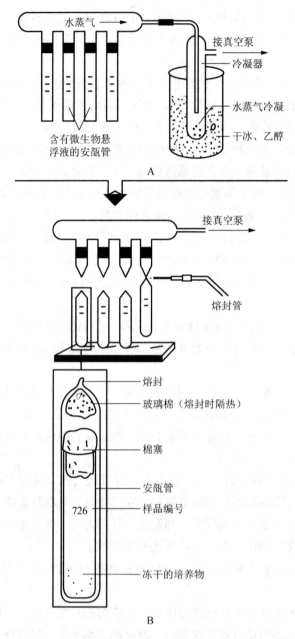

图 1-3-5 冷冻真空干燥法简易装置
A. 真空干燥；B. 熔封

> **小提示**
>
> 火焰封口时，操作人员要戴上墨镜。

11）存活性检测。每个菌株取 1 支冻干管及时进行存活检测。打开冻干管，加入

0.2mL 无菌水,用毛细滴管吹打几次,沉淀物溶解后(对丝状真菌、酵母菌,则需要置室温平衡 30~60min),转入适宜的培养基培养,根据生长状况确定其存活性,或用平板计数法或死活细胞染色法确定存活率。如需要,可测定其特征。

12)保存。置 4℃或室温保藏(前者为宜)。隔一定时间进行检测。

该方法是菌种保藏的主要方法,对大多数微生物较为适合、效果较好,保藏时间依不同的菌种而定,有的为几年甚至 30 多年。

取用冻干管时,先用 75%乙醇将冻干管外壁擦干净,再用砂轮或锉刀在冻干管上端画一小记号,然后将所画之处向外,两手握住冻干管的上下两端稍向外用力便可打开冻干管,或将冻干管口烧热,并滴几滴水,使之破裂,再用镊子敲开。

7. 液氮法

1)安瓿管的准备。用于液氮保藏的安瓿管要求既能经 121℃高温灭菌又能在-196℃低温长期存放。现已普遍使用聚丙烯塑料制成带有螺旋帽和垫圈的安瓿管,容量为 2mL。安瓿管用自来水洗净后,经蒸馏水冲洗多次,烘干,121℃灭菌 30min。液氮冷冻保藏器如图 1-3-6 所示。

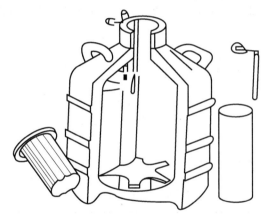

图 1-3-6 液氮冷冻保藏器

2)保护剂的制备。配制 10%~20%(体积分数)的甘油,121℃灭菌 30min。使用前随机抽样进行无菌检查(见滤纸法保护剂的配制)。

3)菌悬液的制备。取新鲜的培养健壮的斜面菌种加入 2~3mL 保护剂,用接种环将菌苔洗下振荡,制成菌悬液。

4)分装样品。用记号笔在安瓿管上注明标号,用无菌吸管吸取菌悬液,加入安瓿管中,每管加 0.5mL 菌悬液。拧紧螺旋帽。

小提示

如果安瓿管的垫圈或螺旋帽封闭不严,导致液氮罐中液氮进入管内,当取出安瓿管时,会发生爆炸。因此,密封安瓿管十分重要,需特别细致。从液氮罐中取出冷冻管时需戴头盔,谨防冷冻管爆炸伤人。

5）预冻。先将分装好的安瓿管置 4℃冰箱中放 30min 后转入冰箱上格-18℃处放置 20～30min，再置-30℃低温冰箱或冷柜 20min 后，快速转入-70℃超低温冰箱（可根据实验室条件采取不同的预冻方式，如用程序控制降温仪、干冰、盐冰等）。

6）保存。经-70℃冻结 1h，将安瓿管快速转入液氮罐液相中，并记录菌种在液氮罐中存放的位置与安瓿管数。

7）解冻。需使用样品时，带上棉手套，从液氮罐中取出安瓿管，用镊子夹住安瓿管迅速放入 37℃水浴锅中，摇动 1～2min，样品很快熔化，然后用无菌吸管吸取菌悬液，加入适宜的培养基中保温培养便可。

8）存活性测定。可采用以下方法进行存活性检测：

① 染色法。取解冻熔化的菌悬液按死活细胞染色法，通过显微镜观察细菌存活和死亡的比例，计算出存活率。

② 活菌计数法。分别将预冻前和解冻熔化的菌悬液按 10 倍稀释法涂布平板培养后，根据二者每毫升活菌数计算出存活率（如有必要，可测定菌种特征的稳定性）。

按以下公式计算其存活率：

存活率=(保藏后每毫升活菌数/保藏前每毫升活菌数)×100%

五、实验结果

将实验结果填入表 1-3-1 和表 1-3-2。

表 1-3-1　菌种保藏记录

菌种名称	保藏编号	保藏方法	保藏日期	存放条件	经手人

表 1-3-2　存活率检测结果

菌种名称	保藏方法	保护剂	保藏时间/月	保藏前活菌数/mL	保藏后活菌数/mL	存活率/%

思考题

1）根据实验结果，你认为哪些因素影响菌种存活性？

2）根据你自己的实验，谈谈 1 至 2 种菌种保藏方法的利弊。

3）有人设想，如果将人类目前还无法治愈的患者进行冷冻保藏，几十年或几百年后使其复活，那时医学水平很高，其病便可治愈。你认为这种设想可否实现？说明其技术难点或者克服这些难点的可能性。

知识链接

1. 冷冻真空干燥中常用的保护剂

1) 脱脂奶 10%~20%。
2) 脱脂奶粉 10g，谷氨酸钠 1g，加蒸馏水至 100mL。
3) 脱脂奶粉 3g，蔗糖 12g，谷氨酸钠 1g，加蒸馏水至 100mL。
4) 新鲜培养液 50mL，24%蔗糖 50mL。
5) 马血清（不稀释），过滤除菌。
6) 葡萄糖 30g，溶于 400mL 马血清中，过滤除菌。
7) 马血清 100mL，加内旋环乙醇 5g。
8) 谷氨酸钠 3g，核糖醇 1.5g，加 0.1mol/L 磷酸缓冲液（pH 7.0）至 100mL。
9) 谷氨酸钠 3g，核糖醇 1.5g，胱氨酸 0.1g，加 0.1mol/L 磷酸缓冲液（pH 7.0）至 100mL。
10) 谷氨酸钠 3g，乳糖 5g，聚乙烯吡咯烷酮 6g，加 0.1mol/L 磷酸缓冲液（pH 7.0）至 100mL。

视情况可任意选用，而脱脂奶粉对于细菌、酵母菌和丝状真菌适用，因其来源广泛，制作方便，最为常用。

2. 低温保护剂

1) 甘油，使用浓度为 10%~20%。
2) 二甲基亚砜（DMSO），使用浓度为 5%或 10%。
3) 甲醇，使用浓度为 5%，过滤除菌备用。
4) 聚乙烯吡咯烷酮，使用浓度为 5%。
5) 羟乙基淀粉（HES），使用浓度为 5%。
6) 葡萄糖，使用浓度为 5%。

实验十五　营养缺陷型的筛选与鉴定

一、目的要求

1) 学习营养缺陷型的筛选与鉴定方法。
2) 了解营养缺陷型在生命科学研究中的应用。

二、实验内容

1) 细胞或分生孢子的诱变处理。
2) 营养缺陷型的浓缩、挑出、鉴定。

三、实验器材

1）菌种：大肠杆菌。
2）培养基及试剂：细菌基本培养基、LB 培养基（固体和液体）、PB 缓冲液（pH 7.0）、氨苄青霉素、氨基酸、碱基混合物、维生素混合物。
3）台式离心机、多用振荡器、磁力搅拌器、紫外灯（30W）、离心管、各种试管、培养皿、三角烧瓶、接种环、酒精灯、无菌牙签、涂布器。

四、基本原理

采用辐射、化学试剂等处理细菌，可以提高其变异概率。经处理后的细菌，需进行营养缺陷型微生物的筛选工作。营养缺陷型是指通过诱变产生的，由于发生了丧失某种酶合成能力的突变，因而只能在加有该酶合成产物的培养基中才能生长的突变株。营养缺陷型的筛选与鉴定涉及下列几种培养基：①基本培养基（MM，符号为 [-]）是指仅能满足某微生物的野生型菌株生长所需的最基本成分的合成培养基。②完全培养基（CM，符号为 [+]）是指可满足某种微生物的一切营养缺陷型菌株的营养需要的天然或半合成培养基。③补充培养基（SM，符号为 [A] 或 [B] 等）是指在基本培养基中添加某种营养物质以满足该营养物质缺陷型菌株生长需求的合成或半合成培养基。营养缺陷型菌株不仅在生产中可直接作为发酵生产核苷酸、氨基酸等中间产物的生产菌，而且在科学实验中也是研究代谢途径的好材料和研究杂交、转化、转导、原生质融合等遗传规律必不可少的遗传标记菌种。营养缺陷型的筛选一般要经过诱变、淘汰野生型、检出和鉴定营养缺陷型四个环节。

五、方法与步骤

1. 细菌悬液的制备

取一环大肠杆菌斜面菌种划线接种在 LB 固体平板上，37℃培养 12～16h。挑取单菌落接入装有 3mL LB 液体培养基的试管中，37℃，200r/min 培养 12～16h，取此培养液 0.5mL 接入含有 50mL LB 液体培养基的 250mL 三角烧瓶中，37℃，200r/min 培养 24h（培养至对数期），将培养液离心（3000r/min，10min）弃上清液，菌体用 PB 缓冲液离心洗涤两次（离心条件同前），最后用 PB 缓冲液悬浮细胞，用菌落计数器计数，使细胞浓度控制在 $10^7 \sim 10^8$/mL。

2. 诱变处理

取上述菌悬液 2mL 于小培养皿（直径 6cm，内含搅拌子）中，将培养皿放置在磁力搅拌器上，在搅拌状态下接受紫外线照射 2～5min（紫外灯 30W，距离 30cm），照射完毕立即离心，收集细胞，并避光保存。

3. 营养缺陷型的浓缩

将上述诱变处理过的细菌细胞接入含有 50mL LB 培养基的 250mL 三角烧瓶中，37℃条件下 200r/min 培养 2~4h，离心收集细胞，并用培养基洗涤两次，用 4mL 基本培养基悬浮细胞，取 2mL 细胞悬液接入 50mL 含有氨苄青霉素（终浓度 20~60μg/mL）的基本培养基中，37℃条件下 200r/min 培养 3~4h，离心，取沉淀，用 PB 缓冲液洗涤两次后用 PB 缓冲液制成细胞悬液，并用 PB 缓冲液适当稀释，取 100~200μL 稀释液涂 LB 固体平板，37℃培养 12~16h。

4. 营养缺陷型的挑选

将 LB 平板上形成的每个菌落用无菌牙签分别点种在基本培养基和 LB 固体培养基的相应位置上，37℃培养 12~16h。将在 LB 培养基上生长而在基本培养基上不生长的菌落继续接种在基本培养基和 LB 固体培养基的相对位置上，如此传代 5 或 6 次，最后在 LB 基本培养基上生长而在基本培养基相应位置上不生长的菌落即可确定为营养缺陷型菌株。

5. 营养缺陷型的鉴定

把挑出的缺陷型用 PB 缓冲液悬浮制成菌悬液（10^6~10^8/mL），取 100~200μL 涂布在固体基本培养基的表面。待表面干燥后，在标定位置上放置少量氨基酸、碱基或维生素的结晶（或滤纸片），37℃培养 12~16h，缺陷型在所需的化合物周围出现混浊的生长圈。现在一般把几种化合物编为一组，按表 1-3-3 进行测定。

表 1-3-3 营养缺陷型检测分组表

组别	化合物代号					
A	1	7	8	9	10	11
B	2	7	12	13	14	15
C	3	8	12	16	17	18
D	4	9	13	16	19	20
E	5	10	14	17	19	21
F	6	11	15	18	20	21

按表 1-3-3 可在一个培养皿上测定出一个营养缺陷型菌株对 21 种化合物的需要情况。若在放有 C 组化合物的周围出现生长圈，则这一化合物缺少化合物 3。若在 C 组和 D 组化合物周围都出现生长圈，则这一缺陷型所需要的化合物是 16。若在 C 组和 D 组化合物之间出现生长圈，说明这一缺陷型同时需要 C、D 两组化合物中的各一种，具体是哪两种，尚需进一步鉴定。

六、注意事项

1）紫外诱变后要避光培养。

2）操作的各个环节要无菌操作。

七、实验结果

1）绘制营养缺陷型挑选的流程简图。
2）试述营养缺陷型浓缩的机理。

思考题

1）营养缺陷型挑选时应注意哪些问题？
2）试设计一实验，要求获得 Aspergillus niger 的营养缺陷型。
3）试设计一实验，要求能获得大肠杆菌的丙氨酸营养缺陷型（Ala$^-$）。

第二篇

免疫技术实验实训

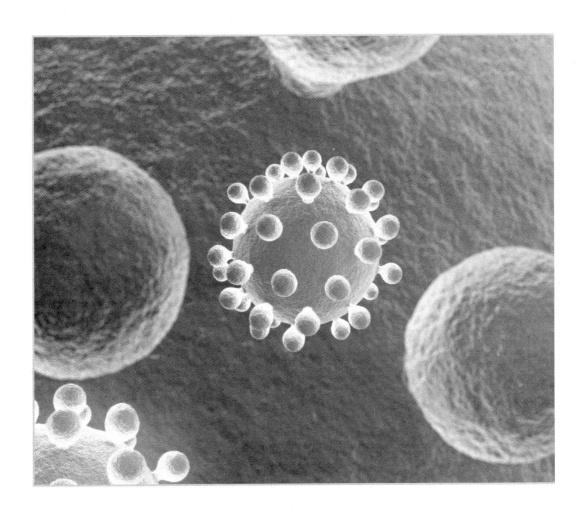

第一章 免疫学概述

免疫学是一门既古老又崭新的学科,涉及医学各个领域,并与理、工、农各学科相互渗透。目前免疫学的研究已经进入了一个崭新的时代。

免疫学是一门实践性、应用性很强的学科,教学过程分为理论教学和实验教学。实验教学作为免疫学教学的重要环节,直接影响人才培养目标的实现,特别是在培养学生的科学态度、实践技能、创新能力方面,具有重要的地位。

免疫学实验课程的开设,目的在于不仅使学生验证部分理论知识和加深对课堂讲授内容的理解,更重要的是在掌握系统理论知识的基础上,学习和掌握免疫学实验的基本技术和技能,培养学生观察、思考、分析和解决问题的能力,以及严肃认真的科学态度和创新精神,提高学生的综合素质。为了提高学生的免疫技术实验能力,本篇设计了以下三大类免疫技术实验。

1)基础实验。要求学生系统学习和掌握常用的经典免疫学实验方法和现代免疫学实验技术,理解和巩固所学的理论知识,掌握相应的实验方法和实验技能。

2)综合实验。综合实验往往由多种实验手段、技术和层次的实验内容所组成。通过综合实验,可进一步训练学生对所学知识和实验技术的综合运用能力、独立工作能力和对实验结果的综合分析及解决问题的能力。

3)设计性实验。在完成基础实验和综合实验的基础上,给定实验目的、要求和实验条件,由学生自行查阅资料,自选题目、设计实验方案,并在教师指导下,进行实验,最后以论文形式写出实验报告。安排设计性实验的目的在于激发学生的创新性思维,培养学生的科研能力,提高学生的综合素质。

第二章 免疫学实验室规则

1）学生在上实验课前，应对实验内容进行预习，明确实验目的、要求，了解实验原理和操作步骤，熟悉所要使用的仪器、药品的性质和注意事项，预测实验的结果。

2）注意保持科学实验的严肃性、严格性和严密性。实验过程中，应仔细、认真地观察教师的演示，严肃认真地按规定步骤进行操作。

3）仔细、耐心地观察实验过程中出现的各种现象，及时、真实、客观地记录实验结果，并积极思考，认真分析，得出结论。

4）积极参与小组设计实验，树立团队精神，并发挥自己的聪明才智，创造性地开展科学实验。

5）实验所用的仪器、器材和试剂须按照要求摆放，应严格按照操作程序进行操作，以保证实验过程顺利进行，并取得预期结果。

6）爱护公共财物，节约试剂材料，不得将实验室任何物品私自带走。如将仪器、器材损坏，应及时报告教师，并登记备案。

7）实验室内应保持安静，遵守纪律，不得高声谈笑、随便走动、玩弄动物。

8）实验室内禁止吸烟、进食、饮水、用嘴叼吸管及湿润标签，不准随地吐痰。

9）如有传染性材料、有毒材料洒于桌面、地面或衣服上，或出现割破皮肤、被动物咬伤等意外时，要及时报告教师，做好妥善处理。

10）实验结束后，应清理实验用品，物归原处。实验废弃物应放入或倒入指定的地方或容器内。服从卫生值日安排，认真负责地做好清洁卫生。

11）离开实验室前应洗手，注意关好水、电、门、窗等。

12）认真填写实验记录，按时提交实验报告。

第三章 免疫技术基础实验实训项目

实验十六 免疫血清的制备

一、目的要求

学会制备抗人全血清和伤寒沙门菌 O 抗体,并掌握免疫血清制备的原理及其方法与步骤。

二、实验器材

1)抗原与免疫对象:细菌菌种(伤寒沙门菌 O901)、混合人全血清、健康家兔。
2)弗氏佐剂。①弗氏不完全佐剂:称取羊毛脂 5g,逐滴加入液体石蜡 20mL[羊毛脂∶液体石蜡可为(1∶1)~(1∶4),体积比],高压灭菌后 4℃保存备用。②弗氏完全佐剂:于不完全佐剂中加入卡介苗 2~20mg/mL,研钵中研磨乳化后即为完全佐剂,保存在冰箱中备用。
3)试剂:生理盐水、麦氏比浊管、甘油、防腐剂(0.02%叠氮钠或 0.01%硫柳汞)等。
4)其他:剪刀、镊子、注射器、研钵、试管等器材和冰箱、离心机等仪器。

三、基本原理

免疫血清是机体受到抗原物质刺激后的血清,含有特异性免疫球蛋白。免疫血清可直接应用于病原的诊断或感染性疾病的紧急预防和治疗,也可通过纯化血清中的免疫球蛋白来制作多种与免疫相关或不相关疾病的诊断和治疗制剂。免疫血清又称抗血清或抗体,而从抗血清中纯化的免疫球蛋白则只能称为抗体。在传统的免疫学方法中,尤其是进行细菌的血清学鉴定时,抗血清即能满足要求,无须纯化,因为纯化的过程将造成免疫球蛋白的丢失。但在现代免疫学方法中,由于免疫标记和反应精确度的需要,必须纯化抗血清的有效成分,即获得免疫球蛋白甚至是某一类或亚类的免疫球蛋白。

抗体的制备大致包括三个阶段,即抗原的制备与纯化、动物免疫和血清分离纯化与鉴定。抗原是制备抗体的先决条件,要制备高质量的抗体,必须首先获得特异性高的抗原性物质。抗体制备的方案视抗原的性质不同而异。

用抗原刺激机体可以使机体产生抗体。抗原与抗体是一对概念,抗原的纯度和活性,影响着其免疫动物后获得的抗体的特异性和滴度。根据抗体产生的一般规律,视抗原的性质选择不同的途径免疫动物,经初次、再次免疫的过程,使得动物血清中产生足量的特异性抗体,继而分离血清并纯化免疫球蛋白,得到免疫血清或抗体。

四、方法与步骤

1. 伤寒沙门菌 O 抗体的制备

1）伤寒沙门菌 O 抗原的制备。经革兰氏染色做细菌纯度鉴定的伤寒沙门菌 O901，密集划线接种于普通琼脂平板（若需大量制备，可接种于用柯氏瓶制备的琼脂培养基）。37℃培养 24~48h 后，用生理盐水将细菌菌苔冲洗于清洁、无菌的三角烧瓶中，置 60℃水浴或隔水煮沸 1h 以破坏细菌的鞭毛，用滤纸过滤（大量制备时）或移入离心管 4000r/min 离心 10~20min（少量时）。将滤过的菌液少量接种于琼脂平板进行无菌实验（37℃，24h）。确定无菌后用生理盐水调整菌液浓度至 109 个/mL，此为细菌 O 抗原，置 4℃冰箱保存备用。若制备鞭毛抗原，则可用含 5%石炭酸的生理盐水洗下琼脂平板上的菌苔，37℃温育 48h 后做无菌实验，过滤后用生理盐水配成一定浓度。

2）伤寒沙门菌 O 抗原免疫方案。用于免疫动物的菌液浓度视菌种的不同而异，伤寒沙门菌、志贺痢疾菌等肠道杆菌，免疫浓度多为 109 个/mL 左右。细菌性抗原的免疫方案大致相同，见表 2-3-1。

表 2-3-1 伤寒沙门菌 O 抗原的免疫方案

免疫日期/d	免疫途径	抗原	免疫剂量/mL
1	多点皮内	伤寒沙门 O 抗原	1.0
6	静脉	伤寒沙门 O 抗原	0.5
11	静脉	伤寒沙门 O 抗原	0.5
16	静脉	伤寒沙门 O 抗原	1.0
19	静脉	伤寒沙门 O 抗原	2.0

3）试血。末次免疫 7d 后即可试血，耳静脉或心脏采血，分离血清与伤寒沙门菌 O 抗原做试管凝集实验，凝集效价（滴度）在 1:(1600~3200)范围内时即可放血，若效价较低可继续加强免疫。

4）放血。颈动脉放血（也可心脏采血），以最大限度地获得血清。

2. 抗人全血清的制备

（1）抗原-弗氏完全佐剂

取混合人全血清，用生理盐水按 1:4（体积比）稀释。将稀释血清按与完全佐剂按 1:1（体积比）的比例混合，制成油包水状态。具体方法如下：

1）研磨法：取完全佐剂置于无菌研钵中，然后逐滴加入稀释混合人血清，边加边研磨，直至滴一滴至水中不散开为止，此即完全乳化的油包水状态。若是不完全佐剂，则像加入人全血清那样，按 2~20mg/mL 的量加入卡介苗。

2）注射器法：即用两个注射器对接，使佐剂与抗原往返推拉，以至乳化。另外，也可将佐剂置磁力搅拌器上，边搅拌，边滴加抗原并继续搅拌，使其完全乳化。

(2) 抗原-弗氏完全佐剂免疫动物

取健康家兔，用剪刀减去家兔双后足足掌的毛，然后用碘酒和酒精棉球消毒。每只足掌注射抗原-弗氏完全佐剂 0.5mL，每只家兔注射 1mL。两周后，再于腘窝淋巴结内注射抗原-弗氏完全佐剂，每侧注射量仍为 0.5mL。

(3) 无佐剂的人血清加强免疫

上述免疫一周后，耳静脉注射人血清（按 1∶2 比例稀释）0.5mL 左右以加强免疫，如此重复 1 或 2 次，并于最后一次注射一周后采血。

(4) 试血

采血方法同伤寒沙门菌 O 抗血清制备。试血时，环状沉淀测定的抗体效价达到 1∶5000，双向琼脂扩散实验效价达到 1∶16 以上即可放血收集血清。如效价不够，可追加免疫。

(5) 抗血清采集

颈动脉放血或心脏采血获得的兔血，置 37℃促进血块收缩，并用毛细吸管吸取血清，经 3000r/min 离心除去残留的红细胞。

3. 抗血清的鉴定

获得的免疫血清需要进行特异性检测、亲和力测定和效价滴定。针对颗粒性抗原的免疫血清效价，可通过凝集或溶细胞实验（如溶血素效价滴定）检测。可溶性抗原相应抗体的效价和纯度多选用环状沉淀、琼脂扩散和免疫电泳的方法检测。酶免疫测定、放射免疫分析及平衡透析等方法，可用于抗体的特异性和亲和力测定。

4. 抗血清的纯化

更加精细的免疫实验需要从抗血清中提取免疫球蛋白，此过程称为抗血清的纯化。纯化的步骤如下：50%饱和硫酸铵盐析以沉淀血清球蛋白，应用透析或分子筛法除盐。除盐后的球蛋白过阴离子交换柱（DEAE-纤维素），根据不同类别免疫球蛋白的等电点，选用不同 pH 和离子强度的缓冲液分别洗脱；高渗法浓缩免疫球蛋白，若使用冷冻干燥器则可获得干燥制品。

5. 抗血清的保存

抗体的保存以浓度 20～30mg/mL 为宜，加入万分之一的硫柳汞或千分之一的叠氮钠防腐，并加入等量的中性甘油，分装小瓶，-20℃以下保存，数月至数年内抗体效价无明显改变。

抗原免疫动物后获得的抗血清，效价可用上述相应实验判断；其特异性则可通过免疫电泳或交叉凝集实验等进行观察。此外，抗血清的外观应该为澄清，力求无溶血，无血液有型成分残留和无细菌等微生物污染。

五、注意事项

1）动物的选择。免疫血清的制备多选用家兔为免疫对象，若需要大量制备或二抗种属特异性的需要，也可选用羊或马。应用的动物必须健康，且以雄性为佳。为了避免个体差异，每种抗原最好免疫3只以上动物。

2）抗原的准备。全血清抗原应该选择3人以上混合血清，以避免个体差异性；血清应新鲜，以保持血清中各成分的活性。在细菌性抗原制备过程中，应严格无菌操作，保证其纯度和避免对实验者的感染。

3）佐剂的准备与使用。佐剂应用于可溶性抗原的免疫，颗粒性抗原的免疫不需要佐剂。佐剂与抗原混合研磨时，应充分乳化，否则难以达到预期的免疫效果。在使用佐剂-抗原时，若难以吸入注射器，则可连同装有佐剂的容器置热水上加热，并选用较粗的注射针头。注射完毕后，剩余佐剂-抗原置4℃冰箱保存。

4）免疫程序并非固定不变，一般而言，不与佐剂一同免疫的抗原，免疫间隔时间较短，可每隔2～3d免疫一次。由于佐剂具有缓释作用，与佐剂一起免疫的抗原可隔1～2周。无论有无佐剂，最后一次免疫一周后采取血清。加强免疫的剂量一般为首次剂量的1/5～2/5。如需制备高度特异性的抗血清，可选用低剂量抗原短程免疫；若欲得到高效价的抗血清，则宜采用大剂量抗原长程免疫。由于免疫期限及间隔时间较长，要注意脱敏，尤其在进行静脉免疫时。脱敏的原则是少量多次注射抗原，例如，在静脉注入抗原前，先将抗原少量注入腹腔，1h后再进行缓慢静脉注射。

 思考题

1）什么是佐剂？其作用是什么？
2）什么是免疫应答式？其影响因素是什么？

实验十七　直接凝集反应

一、目的要求

掌握直接凝集反应实验原理，熟悉其方法与步骤，了解其检测意义。

二、实验器材

1）标本：任一常见细菌的平板或斜面培养物、待测血清。
2）试剂：与细菌相对应的诊断血清（可用生理盐水作适当稀释，以免发生前带现象）、生理盐水、已知沙门伤寒菌菌体抗原悬液（$7×10^8$/mL）、伤寒沙门菌O抗血清。

三、实验原理

直接凝集反应是指细菌、红细胞等颗粒性抗原,在适量电解质参与下,直接与相应抗体结合而出现的凝集现象。常用的凝集实验有玻片法和试管法两种,这里主要介绍玻片凝集实验。

玻片凝集实验多用作定性实验。一般是用 1 滴已知诊断血清与 1 滴受检菌液或细胞悬液在玻片上混匀后,短时间内用肉眼观察结果。出现颗粒凝集的为阳性反应。此法简便、快速,适用于从患者标本中分离得到的菌种的诊断或分型,也常用于红细胞 ABO 血型的鉴定。

四、方法与步骤(以鉴定待测标本中的细菌为例)

1)取洁净玻片 1 张,用蜡笔划分为左、右 2 格。
2)用接种环按无菌操作取生理盐水和已知诊断血清各 2 环分别置于左、右格内。
3)用接种环取标准菌液少许于左格生理盐水中混匀。
4)灭菌接种环,用同样方法取待检菌液少许于右格诊断血清并混匀。
5)将玻片轻轻晃动,室温下观察结果。

五、结果分析

生理盐水对照侧不出现凝集,为均匀混浊的乳状液。在诊断血清中,细菌与相应抗体反应会出现肉眼可见的凝集块,为阳性结果。如与对照侧相同,不发生凝集则为阴性。

六、注意事项

1)每一待检菌均需作生理盐水对照,以排除当细菌发生 S-R 变异时的细菌自凝,保证实验结果的准确性。
2)在载玻片两端涂布细菌时,应先涂生理盐水一侧,后涂诊断血清一侧,以免将血清误带入生理盐水一侧。
3)实验后的细菌仍有传染性,应将玻片放入消毒缸内。
4)若进行 ABO 血型鉴定,室温过低(-10℃以下)可出现冷凝集,造成假阳性结果。
5)严格无菌操作。

思考题

什么是细胞凝集?细胞凝集技术主要有哪些?分析凝集反应的结果和意义。

实验十八 补体参与的反应

一、血清总补体溶血活性（CH50）测定

（一）目的要求

掌握血清总补体溶血活性测定的原理，熟悉其操作方法，了解其意义和作用。

（二）实验原理

溶血素（抗绵羊红细胞抗体）与绵羊红细胞接触后发生特异性结合，此时可激活补体（经典途径），从而使绵羊红细胞溶解。其溶血程度与补体量呈正比，溶血程度在30%～70%的范围内，补体的用量稍有变动即能影响溶血程度。在50%溶血（CH50）时，其溶血的程度与补体量的关系最敏感，近似呈直线关系，故以50%溶血度作为反应的终点指标所测补体量较为准确。由于绵羊红细胞与溶血素结合激活补体是经典C1途径，所以此反应反映了总补体的活性。

（三）实验器材

1）巴比妥缓冲液（BB，pH 7.4），配储存液2000mL：NaCl 85g，巴比妥5.75g，巴比妥钠3.75g，$MgCl_2$ 1.017g，无水 $CaCl_2$ 0.166g，逐一加入热蒸馏水中，溶解冷却后，加蒸馏水至2000mL，过滤，4℃保存。使用时用蒸馏水按1∶5比例稀释。

2）2%绵羊红细胞悬液：新鲜脱纤维绵羊血或Alsever液保存羊血（4℃可用3周），以10倍NS洗三次，前两次每次2000r/min离心5min，最后一次2500r/min离心10min。绵羊红细胞用BB液配成2%细胞悬液。为使红细胞浓度标准化，取2%绵羊红细胞悬液0.2mL加BB液5mL混匀后，用0.5cm比色皿于721分光光度计比色（波长542nm），调 T（透光率）=40%。

3）溶血素（抗绵羊红细胞抗体）：按效价用BB液稀释至2单位。如效价为1∶4000，使用时按1∶2000比例稀释。

4）器材：试管、针头、刻度吸管、离心机、721分光光度计（配0.5cm比色皿）、水浴箱等。

（四）方法与步骤

1）制备1∶20待测血清。抽取静脉血于试管中，室温下静置，分离血清（2h以内），用BB液稀释为1∶20。

2）制备50%溶血标准管。取2%绵羊红细胞悬液2mL加蒸馏水8mL，绵羊红细胞全部溶解，为100%全溶管。取全溶管上清液2.5mL加BB液2.5mL，混匀，即为50%溶血标准管。

3）取试管10支，分别编号1～10，按表2-3-2加入物质。

表 2-3-2 操作顺序表

管号	1:20血清体积/mL	BB液体积/mL	2U/mL溶血体积/mL	2%绵羊红细胞体积/mL			对应管50%溶血的血清总补体活性/(U/mL)
1	0.1	1.40	0.5	0.5	摇匀置37℃水浴箱内30min,取出2500r/min离心5min	观察结果	200
2	0.15	1.35	0.5	0.5			133
3	0.2	1.30	0.5	0.5			100
4	0.25	1.25	0.5	0.5			80
5	0.30	1.20	0.5	0.5			66.6
6	0.35	1.15	0.5	0.5			57.1
7	0.40	1.10	0.5	0.5			50
8	0.45	1.05	0.5	0.5			44.4
9	0.50	1.00	0.5	0.5			40
10	—	1.50	0.5	0.5			—

(五)实验结果

取各管先与50%溶血标准管做初步目视比较,选择与标准管相接近的两管,用721分光光度计在波长542nm时读 T 值。求出两者中更加接近标准管透光率的一管,根据此管中加入的稀释血清的量,按下式求出总补体值,计算每毫升血清中补体活性(U/mL):

$$补活体性(U/mL) = \frac{1}{引起50\%溶血管血清用量(mL)} \times 血清稀释倍数(20)$$

根据该公式计算待测血清总补体活性单位,也可在表 2-3-2 中查出总补体活性单位。第 10 管为空白对照管,实验正常时,应不发生溶血。

本实验测定补体的正常参考值为 50~100U/mL。在急性炎症、感染、组织损伤(如风湿热急性期、结节性动脉周围炎、皮肌炎、伤寒、Reiter 综合征和多发性关节炎)、肿瘤、骨髓瘤等发生时,常可见补体含量升高,使 CH50 值偏高;低补体血症多见于与免疫有关的疾病,是病程中免疫应答消耗补体所致,如急性肾小球肾炎、膜增生性肾小球肾炎、类风湿性关节炎等。

(六)注意事项

1)待测标本应无溶血、无污染、无乳糜血。实验器材应清洁。

2)缓冲液、致敏羊红细胞均应新鲜配制。实验中吸取 2%绵羊红细胞悬液时注意不断轻摇。

3)受检血清必须新鲜,如放置 2h 以上,会使补体活性下降。

4)补体的溶血活性受多种因素的影响,如绵羊红细胞浓度及溶血素的量等。当每一致敏红细胞吸附的补体分子数低于 100 时,红细胞溶血程度随细胞浓度的增加而减少;当用高浓度抗体致敏时,溶血程度随细胞增加而增加。红细胞浓度增加一倍,可使 50%溶血补体量增加 25%左右。故在配 2%绵羊红细胞悬液和 2 单位的溶血素时,均应尽可能标准化和准确。钙、镁离子的存在可稳定溶血系统,但含量过多时,反而抑制溶血反应。因此，必须对反应的各个环节加以控制。

二、溶血实验

（一）目的要求

掌握溶血实验的原理，熟悉其操作方法，了解其意义和应用。

（二）实验原理

动物接受异种细胞注射而免疫，于血清中产生特异性抗体（即溶血素），此红细胞与相应抗体特异性结合，在电解质存在时能发生凝集反应，若再有补体参与，红细胞则被溶解，称溶血反应。此反应的直接用途是作为指示系统测定血清总补体活性或溶血素的效价，也可检测另一反应系统的抗原或抗体，即补体结合实验。

（三）实验器材

1）样品：2%绵羊红细胞悬液。
2）试剂：溶血素（2个单位）、补体（2个实用单位）。
3）其他：生理盐水、试管、吸管、37℃恒温水浴箱。

（四）方法与步骤

取小试管4支，分别注明管号，按表2-3-3依次将各成分加入试管中。

表2-3-3 溶血反应

试管号	溶血素（2个单位）/mL	2%绵羊红细胞/mL	补体（2个实用单位）/mL	生理盐水/mL	结果
1（实验管）	0.5	0.5	0.5	0.5	置37℃恒温水浴箱20min
2（溶血素对照）	0.5	0.5	—	1.0	
3（补体对照）	—	0.5	0.5	1.0	
4（羊红细胞对照）	—	0.5	—	1.5	

（五）实验结果

溶血：液体呈红色透明。
不溶血：呈红细胞混悬液。

（六）注意事项

1）补体在体外极易衰变，血清分离后应及时使用，最好在当日用完；必须保存时采用小量分装的方法，置-70℃下可保存数月，避免反复冻融。冻干制品可长期保存，但其活性都不同程度地比新鲜血清低。所以检测补体活性的血清标本和作为补体试剂的血清必须新鲜。

2）溶血素即抗绵羊红细胞抗体，多是由绵羊红细胞免疫家兔而得到的兔抗血清。一般没有必要进一步提纯抗体，但在实验前需先经过 56℃30min 或 60℃3min 灭菌，以灭活补体。

3）由于补体溶血实验及补体结合实验均是比较精密的实验，其结果与溶血素的效价有关，所以实验需要滴定溶血素效价；在制备抗血清的过程中，动物采血前和分离抗血清后也需要滴定溶血素效价。

思考题

什么是补体及补体系统？补体的理化性质、生物学特性及激活途径有哪些？

实验十九　T淋巴细胞和B淋巴细胞的分离

免疫细胞泛指参与免疫应答或与免疫应答有关的细胞，包括淋巴细胞、单核/巨噬细胞及其他辅佐细胞、各种粒细胞、红细胞、肥大细胞等。各种免疫细胞既有分工又有协作，共同完成免疫应答及调控。因此，掌握各种免疫细胞的分离对于其功能的测定具有重要意义。免疫细胞的分离方法很多，主要是根据细胞的表面标志、理化性状及功能等差异而设计的。一般根据实验目的及所需要细胞的种类、纯度及数量等要求来确定采用何种方法。

进行 T 淋巴细胞和 B 淋巴细胞分离的方法很多，选用方法应简便易行，并能获得高纯度、高得率和高活力的细胞。常用的方法有花环形成分离法、尼龙纤维柱物理吸附法、抗免疫球蛋白吸附柱特异地吸附 B 细胞、用特异抗血清加补体选择性地破坏 T 细胞或 B 细胞、用荧光激活细胞分离器分离 T、B 细胞等。较为简便常用的有花环形成分离法和尼龙纤维柱分离法。

一、花环形成分离法

（一）目的要求

熟悉本实验的原理、操作方法及应用。

（二）基本原理

淋巴细胞与用溴化二氨基异硫氢化物（AET）处理的绵羊红细胞（SRBC）混合后，其中全部 T 淋巴细胞均能通过其表面的 E 受体吸附处理后的 SRBC，形成牢固稳定而巨大的 E 花环（AET-E 花环）。再经分层液分离时，形成 AET-E 花环的 T 细胞位于试管底部，而 B 淋巴细胞则留于分层液界面。取出形成 E 花环的 T 淋巴细胞，用低渗溶液溶解吸附在 T 细胞周围的 SRBC，便可获得纯 T 淋巴细胞，而 B 淋巴细胞可直接取自分层液的界面，从而可将 T、B 淋巴细胞分离开。

（三）实验器材

1）标本：肝素抗凝人全血。

2）试剂：聚蔗糖-泛影葡胺分层液（相对密度 1.077±0.001）、pH 7.2 NH_4Cl-Tris 缓冲液、pH 9.0 AET 溶液、SRBC、Hanks 液、含 10%小牛血清的 RPMI 1640 培养液。

3）器材：水平式离心机、水浴锅。

（四）方法与步骤

1）SRBC 的处理方法：取 AET 溶液 4 份加入 1 份已洗过的压积 SRBC，混匀后置 37℃水浴中 15min，每隔 5min 摇匀 1 次，用 Hanks 液洗 5 次，最后配成 10% AET-SRBC 悬液，再用含 10%小牛血清 RPMI 1640 培养液稀释至 1%。

2）将抗凝血用分层液密度梯度离心法分离淋巴细胞，除去单核细胞。

3）加等量 AET-SRBC，混合，37℃水浴 10min，1000r/min 低速离心 5min 后，移至 4℃冰箱 1～2h。

4）取出轻轻悬浮，再用分层液分离，于 4℃下 2000r/min 离心 20min，E-花环细胞和 SRBC 沉于管底，B 细胞浮于分层液界面上。

5）收集 B 细胞，再经第 2 次 E 花环形成实验，重复 1 次密度梯度离心，可得出进一步纯化的 B 细胞，纯度 90%以上。

6）合并两次 E 花环细胞，用 Hanks 液洗 1 次后，加入 NH_4Cl-Tris 缓冲液或以双蒸水低渗裂解 E 花环周围的 SRBC，用 Hanks 液洗细胞 1 次，配制成所需浓度即可获得较纯的 T 淋巴细胞。

（五）实验结果

此法所获 B 细胞的纯度可达 90%以上。T 细胞的测定活力在 95%以上，纯度鉴定可达 90%以上。亦可进行进一步的纯化。

（六）注意事项

1）pH 7.2 NH_4Cl-Tris 缓冲液必须新鲜配制，不可久存。

2）配成的 10% AET-SRBC 悬液，应置 4℃保存，不得超过 5d。临用时再用含 10%小牛血清 RPMI 1640 培养液稀释至 1%。

二、尼龙纤维柱分离法

（一）目的要求

熟悉本实验的原理、操作方法及应用。

(二)基本原理

在研究淋巴细胞及其亚群的特性和功能时,需先分离出纯的 T 细胞或 B 细胞,尼龙毛即聚酰胺纤维。B 淋巴细胞、单核细胞、粒细胞具有易黏附于尼龙纤维表面的特性,所以将淋巴细胞悬液通过尼龙纤维柱流出的细胞均为 T 细胞,故可利用这一特性将 T 细胞从单个核细胞中分离出来。

(三)实验器材

1)标本:单个核细胞悬液(自外周血分离,分离方法同前)。
2)试剂:尼龙毛、Hanks 液、10%小牛血清(FCS)-Hanks 液等。
3)器材:水平式离心机、37℃温箱、聚乙烯塑料管(直径 0.5cm,长 10~15cm)、封口钳、剪刀、镊子、玻璃纸、细胞计数板等。

(四)方法与步骤

1)制备尼龙纤维柱。将镊子在酒精灯上烧热,用玻璃纸包住聚乙烯软管的一端,弯折 30°将尼龙管封住,灌满 Hanks 液,将尼龙毛清洗梳理,用小镊子装入软管中。尼龙毛应分布均匀,管内无气泡。在封口处剪一小口,使液体流速为 60 滴/min。用 37℃预温的 10% FCS-Hanks 液冲洗尼龙纤维柱 3 或 4 次,置 37℃温箱备用。

2)分离单个核细胞。用聚蔗糖-泛影葡胺分层液分离外周血单个核细胞,并配制成浓度为 $(2\sim3)\times10^7$/mL 的细胞悬液。

3)细胞过柱。取 1mL 细胞悬液垂直滴加于制备好的尼龙纤维柱中,使细胞悬液处于尼龙纤维柱的中段,横放尼龙纤维柱,在上端加少许 Hanks 液以防柱子干涸。置 37℃温育 45~60min。

4)收集 T、B 细胞。取出尼龙纤维柱,垂直放入 10mL 圆底试管,用预热的 10% FCS-Hanks 液冲洗尼龙纤维柱,收集柱液 5mL,其中富含 T 细胞。再冲洗,弃去 10mL 液体。将柱垂直放入另一试管,用预热的 10% FCS-Hanks 液边冲洗边挤压尼龙纤维柱,收集柱液 5mL,其中富含 B 细胞。将富含 T、B 细胞的悬液分别离心沉淀,还原至 1mL,取样计数并调整至所需的细胞浓度。

(五)实验结果

1)本法是实验室常用的分离方法之一,简便、快速,可获得较纯的 T 细胞。获得的 T 细胞纯度可达 80%~90%,B 细胞纯度可达 70%~80%。如将尼龙纤维柱分离法配合花环形成分离法可得细胞纯度达 99%以上,细胞活力可达 90%以上。可用 CD4 单抗(也可用 E 花环形成实验)鉴定 T 细胞纯度,用抗 Ig 荧光抗体法鉴定 B 细胞纯度,用台盼蓝排除实验鉴定细胞活力。

2)该方法不需特殊仪器设备,适合在一般实验室进行。

（六）注意事项

1）尼龙纤维柱的质量直接影响分离的效果。尼龙毛必须洁净，尼龙纤维柱应均匀、松散、连续，不留气泡。装柱的长度应与分离的细胞量成正比，一般柱高 6cm，可有效滤过 $(2\sim3)\times10^7$ 个细胞。

2）柱底开口的大小要适宜。口径太小流速太慢，T 细胞冲出不全，细胞得率减少，并影响 B 细胞的纯度；口径过大时易将 B 细胞冲出，又使收获的 T 细胞纯度降低。

3）用手挤压尼龙纤维柱时，柱内一定要充满液体。注意不可用力过重，否则会损伤 B 细胞，还会将黏附力大于 B 细胞的单核细胞挤下；用力过轻则使 B 细胞流出不全。

4）冲洗尼龙纤维柱时应注意保持溶液及环境的温度。温度过低，B 细胞和单核细胞易脱落，使 T 细胞纯度下降，B 细胞得率降低。

思考题

免疫细胞分离技术有何意义？怎样获得高纯度的淋巴细胞及其亚群？

第四章 免疫技术综合实验实训项目

实验二十 T细胞亚群测定

一、目的要求

掌握单克隆抗体检测T细胞亚群的原理和方法,了解其意义。

二、实验器材

1)标本:淋巴细胞悬液(从抗凝人全血中分离,方法同前)。

2)试剂:专用试剂盒,包括粘片剂1瓶(1mL)、划圈笔1支、固定液1瓶(15mL)、鼠抗人CD3、CD4、CD8单抗3瓶(各1mL)、羊抗鼠IgG二抗1瓶(3mL)、APAAP复合物1瓶(3mL)、底物液1瓶(15mL)、坚固红TR盐1瓶(20mg)、苏木素复染色液1瓶(15mL)、封片剂1瓶(10mL)。

3)器材:37℃温箱、显微镜、载玻片等。

三、基本原理

T细胞亚群的分类近年来统一为CD系统。应用CD单克隆抗体与T细胞表面分化抗原结合后再用标记的二抗(兔或羊抗鼠IgG)结合单抗,通过检测二抗来间接反映阳性亚群的百分数。标记技术有免疫荧光法、免疫酶法和SPA花环法。本实验采用免疫酶法:以兔或羊抗鼠IgG二抗为桥抗体,连接单克隆抗体和碱性磷酸酶复合物(APAAP复合物),最后加底物显色。

四、方法与步骤

1. 标本制作

1)用前述方法分离单个核细胞,离心后将试管倒置,尽量去掉上清液。用剩余的少许液体将沉淀物混匀,制成细胞悬液。

2)选洁净载玻片,取5μL粘片剂均匀推片,或用棉签蘸取粘片剂均匀涂于玻片上,干后制备细胞涂片,有利于细胞黏附。

3)取细胞悬液滴于涂有粘片剂的玻片上,然后再吸回液滴,剩一薄层细胞,快速吹干,也可用加样器吸取悬液,由里向外涂一层于载玻片上,快速吹干;还可取悬液用推片法制片。

2. 标本保存

标本如不立即染色,可于吹干燥后用铝铂纸包起来密闭防潮,放干燥器中,置-20℃

可保存半年至一年而抗原不丢失，如在室温可保存 3~5d。固定前将标本从冰冻状态取出，使其恢复至室温后再打包。

3. 标本染色

1）细胞涂片标本置室温干燥 2h 以上或过夜，先用铅笔将标本圈起，然后滴加固定液，1~2min 后用 PBS 冲洗。

2）加抗 T 细胞亚群单克隆抗体 10~15μL，放湿盒内置室温孵育 20~30min，用 0.01mol/L pH 7.2 PBS 洗 3 次。

3）加羊抗鼠 IgG 二抗 10~15μL，放湿盒内置室温孵育 20~30min，用 0.01mol/L pH 7.2 PBS 洗 3 次。

4）加 APAAP 复合物 10~15μL，放湿盒内置室温孵育 20~30min，用 0.01mol/L pH 7.2 PBS 洗 3 次。如需增加染色强度可重复 3）、4）步骤一次，每步骤 10min。

5）加碱性磷酸酶底物显色。临用前取底物液，按每毫升底物液加 1mg 坚固红的比例加入坚固红，充分混匀。取 20~40μL 加于标本上，置室温或 37℃温箱显色 15~30min。在低倍显微镜下观察，可见到细胞膜上出现红色标记物，待显色效果很明显时，用自来水冲洗中止显色。

6）加苏木素复染色液 1 滴复染 1~2min，用自来水冲洗，如果核着色很深影响观察，可用 1% HCl 分色 5~10s，再用自来水冲洗。

4. 甘油明胶封片

如标本需长期保存，可将封片剂瓶放热水中熔化，加 1 滴于标本上或加于盖玻片上，封片后镜检。如不需保存，可加 1 滴水于标本上，加盖玻片后观察。标本干燥后细胞形态不易观察。

五、实验结果

1）高倍镜下观察，细胞核呈蓝色，细胞表面有红色标记物者为阳性细胞，无红色标记物的为阴性细胞。计数 100~200 单个核细胞，记录和计算其中阳性细胞的百分比。

参考值：$CD3^+$ 细胞 60%~80%，$CD4^+$ 细胞 35%~55%，$CD8^+$ 细胞 20%~30%，$CD4^+$ 细胞/$CD8^+$ 细胞比值为 1.5~2.0。

2）T 细胞亚群数值异常，临床上可见于自身免疫性疾病、免疫缺陷病、肿瘤、骨髓造血细胞的增殖和分化障碍的患者。

3）本法具有灵敏度高、无内源性酶干扰、易于观察计数等优点，且克服了免疫荧光法中标本不易保存、需要荧光显微镜、结果判断易受主观因素影响等缺点。

六、注意事项

1）底物应临用前避光配制，显色时应经常观察，显色理想后及时终止显色。

2）待分离淋巴细胞要新鲜，放置时间不超过 12h，否则淋巴细胞活力降低或死亡，影响结果判断。

 思考题

T 淋巴细胞亚群检测有什么临床意义？

实验二十一　细胞因子检测技术

一、目的要求

熟悉细胞因子测定的原理，了解其测定的方法及意义。

二、实验器材

1）标本：受试者外周血或 PHA 刺激的淋巴细胞上清液。

2）靶细胞株：IL-2 依赖细胞株 CTLL 等。

3）试剂：IL-2 标准品、细胞培养液（RPMI 1640，补充以小牛血清 10%、L-谷氨酰胺 20mg/mL、青霉素 100U/mL、链霉素 100μg/mL）、Ficoll 分离液、PHA 和 ^{3}H-TdR 等。

4）器材：细胞培养瓶、96 孔圆底微量板等器皿、二氧化碳培养箱、β-液体闪烁仪、国产 49 型玻璃纤维滤纸、显微镜、多道细胞收集仪、真空泵等。

三、基本原理

细胞因子是当代免疫学研究的重要领域。细胞因子在体内水平的高低可直接反映机体的免疫状况，在免疫应答的调节和效应环节起着重要作用。因而细胞因子的检测越来越受到重视，广泛用于基础及临床医学研究。细胞因子的检测可采用相应的依赖细胞株为指示细胞的生物学检测法、应用单克隆抗体的免疫学检测法及利用细胞因子的基因探针检测特定细胞因子基因表达的分子生物学检测法。

本实验以 IL-2 为例介绍其生物学检测法。生物学检测法又称生物活性检测，是根据 IL-2 具有重要的诱导和调节免疫应答的作用而设计的检测法。白细胞介素-2（IL-2）又称 T 细胞生长因子（TCGF），在体外可维持 T 细胞的分裂增殖。某些特定的细胞株（如 CTLL-1、CTLL-2、CT6、NKC3 等）对 IL-2 形成剂量相关性，因此通过检测细胞的增殖状态便可测得 IL-2 的有效水平。DNA 合成量的检测可采用 ^{3}H-TdR 掺入法；以 DNA 合成酶活性为指标，也可测出 IL-2 的活性：细胞增殖活跃时线粒体中琥珀酸脱氢酶活性增加，该酶能使黄色的 3-(4′,5-二甲噻唑-乙基)-2,4-二苯四唑嗅盐（MTT）分解成蓝色结晶状甲臢颗粒。DNA 的合成量（^{3}H-TdR 掺入量）或琥珀酸脱氢酶的活性（甲臢颗粒形成量）与 IL-2 的水平成正比。

四、方法与步骤

1. 靶细胞株的维持培养和准备

人或小鼠的 CTLL（克隆化的 T 细胞株）用含 5~10U/mL IL-2（或 10%~20% IL-2 粗制液）的细胞培养液于 37℃含 5%~10% CO_2 的孵箱中培养，每隔 2~3d 换一次液，并在每次换液时将细胞悬液调至 $5×10^5$/mL。实验前将 CTLL 用不含 IL-2 的 RPMI 1640 培养液洗 3~5 遍，以去除残留的 IL-2，然后配成 $1×10^5$/mL 细胞悬液备用。

2. 标本的处理及 IL-2 诱生

无菌采取受试者静脉血，肝素抗凝。用 Ficoll 分离液分离出淋巴细胞，用 RPMI 1640 培养液洗涤两遍，最后用含 PHA（1μg/mL）的培养液配成浓度为 $2×10^6$/mL 的细胞悬液 2.0mL，放入清洁的无菌培养瓶中，置 37℃含 5% CO_2 培养箱中培养 48h，将细胞悬液离心 1500r/min 20min，吸取上清液，经 0.22μg 的微孔膜过滤，这便是含 IL-2 的待测标本。如不立即使用，需置 -20℃保存。

3. IL-2 依赖的细胞增殖

选用 96 孔平底细胞培养板，于 A、B、C 三排的第 1~10 孔分别加入用细胞培养液作倍比稀释的 IL-2 待检标本 0.1mL；于 D、E、F 三排的第 1~10 孔分别加入用细胞培养液作倍比稀释的 IL-2 标准品 0.1mL；这时 1~10 孔的标本或标准品的稀释度分别为原液、1∶2、1∶4、…、1∶512 等；各排的第 11、12 孔均只加细胞培养液 0.1mL。

最后于细胞培养板的 96 孔中各加入 $1×10^5$/mL CTLL 悬液 0.1mL。将细胞培养板置 37℃含 5% CO_2 的孵箱中培养 18~24h。

4. ^{3}H-TdR 掺入测定法

培养 18~24h 后，每孔均加入 $1.85×10^4$Bq（0.5μCi）^{3}H-TdR 继续培养 8~12h。用多道细胞收集仪收集细胞于玻璃纤维滤纸上，烘干后将载有细胞的玻璃纤维滤纸置于装有 5mL 闪烁液的闪烁瓶中，在液体闪烁仪上测定细胞内的 cpm 值。

5. MTT 测定法

培养 18~24h 后，每孔均加入 10μL MTT 溶液（5mg/mL），继续培养 4~6h，再于各孔加入 0.04mol/L NH_4Cl 异丙醇 100μL 充分混匀，静置 10min，将细胞代谢 MTT 形成的甲瓒颗粒充分溶解，在酶联检测仪上于 570nm 波长下测 OD 值。

五、实验结果

1）^{3}H-TdR 掺入法经测得各孔 cpm 值后，可计算 IL-2 的活性单位。首先计算出细胞的增殖强度 R（R=IL-2 孔的 cpm 值），不同 IL-2 稀释度时的 R 值不同。以 IL-2 稀释度为横坐标，R 值为纵坐标，绘制出两者的关系曲线，由曲线查得最大 R 值。然后找出 50%最大 R 值相应的 IL-2 稀释度，称为 1 个 IL-2 活性单位。例如，IL-2 检测样品的一个活性单位为 1∶32，则此样品中含 IL-2 的浓度为 32U/mL。若与已知单位的 IL-2 标准品比较，即可计算出样品的标准单位。假设 IL-2 标准品为 50μg/mL，在本次实验测得 50%最大 R 值为 1∶40；待测样品的 50%最大 R 值为 1∶32，则其 IL-2 的标准单位数（N）可由下式计算：N=50μg/mL×(32/40)。

2）IL-2 的生物学测定法操作比较麻烦，且费时间，但能检测 IL-2 的实际有效性。^{3}H-TdR 掺入法是 IL-2 生物活性测定的标准方法，但目前尚难作为临床常规检测技术，多用于实验研究。MTT 法及其改良法操作较为简便，又没有放射性污染，较同位素掺入法效果更好。目前最为简便和较有临床潜力的是 ELISA 定量检测法。

3）IL-2 的测定有助于机体免疫功能和某些疾病预后的判定及发病机制的研究。

六、注意事项

1）CTLL 细胞用前必须将残存 IL-2 洗掉，以免影响结果。
2）^{3}H-TdR 掺入法影响因素较多，加样需准确，操作要精细，并严格控制实验条件。
3）操作时避免直接接触放射性同位素，勿乱扔实验器材与物品，避免造成污染。

思考题

细胞因子检测技术主要有哪些方法？

实验二十二　淋巴细胞交叉配合实验

一、目的要求

掌握淋巴细胞交叉配合实验的原理，熟悉实验方法及其临床应用。

二、实验器材

1）标本：供者和受者的淋巴细胞悬液，配成 $1×10^6$/mL 的细胞浓度，备用。
2）试剂：含 10%人 AB 型血清的 RPMI 1640 培养液、瑞特染色液等。
3）器材：小试管、吸管、CO_2 培养箱、载玻片、显微镜等。

三、基本原理

只能用混合淋巴细胞培养（MLC）的方法来鉴定的部分 HLA 抗原，称为 LD 抗原，如 HLA-D 和 DP 抗原。两个体的淋巴细胞在一起混合培养，如果 HLA-D 和（或）DP 抗原不同，会相互识别并产生应答，发生淋巴细胞转化。两个体的淋巴细胞相互刺激和应答为双向 MLC；将其中一个体的淋巴细胞用丝裂霉素 C 失活则为单向 MLC。只有在单向 MLC 中，才可用已知纯合子分型细胞（HTC）或预致敏淋巴细胞（PL）去鉴定另一个体细胞的 D 或 DP 抗原。通过计数淋巴细胞的转化率或 ^{3}H-TdR 掺入实验，便可判定结果。

四、方法与步骤

1）供者和受者的淋巴细胞悬液用含 10%人 AB 型血清的 RPMI 1640 培养液配制，各取 0.2mL 混合于小试管内。同时做受者淋巴细胞培养的自身对照。

2）置含 5% CO_2 的 37℃培养箱中培养 6d，每日摇动试管 1 或 2 次。

3）取培养完毕的淋巴细胞管，轻轻弃去上清液，用沉淀部分的细胞推片，染色后计数淋巴细胞转化率。淋巴细胞转化的判定标准和转化率的计算同淋巴细胞转化实验。

五、实验结果

1）本实验的结果以淋巴细胞转化率表示。自身淋巴细胞对照培养的转化率多小于 50%。MLC 的转化率高表示两者细胞的 LD 抗原不相同。

2）形态学方法计数结果有一定的主观性，有条件者宜用 ^{3}H-TdR 掺入法。

3）本实验为双向 MLC，只能反映两个体细胞间 LD 抗原的差别，不能做 LD 抗原的分型。

4）MLC 发生反应的程度与供、受者间的组织相容程度呈负相关，一般在有血缘关系的亲属之间选择供者时，MLC 反应较轻。

六、注意事项

1）本实验用形态学方法观察结果，注意计数时应同时兼顾涂片的头、体、尾部分，最好能计数 500 个细胞，每部分计数 170 个细胞左右。

2）因细胞培养的时间较长，应特别注意无菌操作。

思考题

临床免疫检测的意义是什么？

第五章 免疫技术设计实验实训项目

设计性实验是在完成基础实验和综合实验的基础上，给定实验目的、要求和所提供的实验条件，由学生自行查资料、设计实验方案，并在教师指导下进行科学研究、撰写研究报告和科研论文、参加答辩。

设计性实验是一种开放性实验，实施的基本过程与科研过程是一致的。通过激发学生探讨未知世界的兴趣，开拓思维能力和创新能力，培养学生实事求是的科学态度、严谨的工作作风和团队精神。设计性实验有利于学生的个性发展和综合素质的提高。

一、设计性实验的选题、设计与实施

设计性实验的基本内容包括：明确实验目的，查阅文献，拟定立题报告；设计实验方法和实验步骤，包括实验材料和对象、实验例数和分组、技术路线和观察指标等；进行预实验，根据预试结果调整或修改设计方案，正式进行实验；收集、整理实验资料并进行统计分析；总结分析实验资料，完成论文，进行论文答辩。

（一）设计性实验的选题

选题是科研中首要的问题，正确选择研究课题，不仅决定着实验能否取得成功和达到预期目标，还是能否成功地获得资助的关键。

1. 选题原则

1）科学性：是指任何选题应建立在前人的科学理论和研究基础之上，符合科学规律，而不是毫无根据地胡思乱想。研究所要解决的问题，应能够体现一定的科学价值，如阐明一种自然现象或规律，或建立一种研究方法或方法系统，并且这种研究能够带动一个学科或一个领域的发展，其科学价值也就越大。

2）创新性：是科学的灵魂，是衡量一项研究、一篇论文最重要的价值标准。因此，选题要具有自己的独到之处，或提出新规律、新见解、新技术、新方法，或是对旧的规律、技术、方法有所修改、补充。

3）实用性：是指选题具有明确的理论意义和实践意义。选题的过程是一个创造性思维的过程。需要查阅大量的文献资料或进行周密的调查研究，了解本课题近年来已取得的成果和存在的问题，找出要探索的课题关键所在，提出新的构思或假说，从而确定研究的课题。但对在校学生开展设计性实验，由于各种条件的限制，选题范围不宜太宽，条件要求不宜太高，主要应围绕所学的医学免疫学知识和相关文献，按照上述原则，在指导教师的指导下进行。例如，对原有免疫学实验方法进行改进，建立一种新的测定方法，研究某种药物或细胞因子对免疫功能的影响及其作用机制，探讨某些疾病患者机体免疫功能的改变及其意义等。

4）可行性：是指选题切合研究者的学术水平、技术水平和实验室条件，使实验能够顺利得以实施。对在校学生开展设计性实验，在选题时更要充分考虑实验的主观条件和客观条件，明确设计性实验的目的，了解所在学校和教研室及实验室所能提供的实验条件，做到实事求是，切忌好高骛远。

2. 选题的基本程序

1）提出设想。

2）查阅文献：查阅文献、收集并掌握信息是进行选题的重要环节。学生可到图书馆查阅有关中外文期刊、书籍。目前，许多院校已经实现校园网或互联网检索，可在很短时间内获得大量有关信息和文献。通过查阅文献掌握信息，进一步修改完善自己的选题。

3）确定题目：合理构思、提出设想、查阅文献、确定手段后，用确切的文字写出研究题目。

4）选择实验手段：紧紧围绕提出的设想，通过查阅文献，选择正确的实验手段，即实验对象、实验方法及步骤、观察指标及方法、所需器材、试剂、药品等，力求用渐变的手段来证实设想，达到研究目标。

5）论证：根据选题和实验设计的原则，论证选题和实验设计的科学性、合理性和可行性。通过论证，可进一步明确实验目的、实验方法及步骤、拟解决的关键问题和预期成果。论证可采取多种形式，例如：学生分组讨论，自行论证；教师审阅设计，指导论证；同意选题，优化论证等。

（二）实验设计的内容及步骤

设计性实验的一个重要组成部分是实验设计。实验设计是对实验研究所涉及的各项基本问题的合理安排，是实验研究能否获得预期结果的重要保证。实验设计需要从两个方面考虑：①专业设计，即从学科专业角度出发，确立课题题目，明确研究目的，确定实验对象、实验技术路线、方法、观察指标，并对预期结果做出正确判断；②统计学设计，即运用统计学原理和方法，控制实验误差，保证专业设计布局的合理性和实验结论的可行性，有助于揭示科学发现的规律性。

1）题目。实验（或课题）的题目是实验设计的出发点和归结点，也是实验内容的集中体现。因此，题目应确切反映研究内容、范围和特点，用词要准确、具体、简洁、醒目，使人一目了然，引起重视。

2）实验目的。实验目的简要说明为什么要设计本实验，其理论依据是什么，本实验拟解决什么问题，达到什么目标，有何意义，还存在什么问题需要解决。

3）实验对象。根据实验目的和要求选择合适的实验对象。实验对象应当对施加的处理因素敏感，并且反应稳定。例如，测定人 NK 细胞的杀伤功能，应采用 K562 细胞作为靶细胞；而测定小鼠 NK 细胞的杀伤功能，则应采用 Yac1 细胞作为靶细胞。

4）确定观察指标。根据实验目的和内容，选择最合适的、最能反映被研究问题本质的指标。选择指标时应注意指标的客观性、重现性、合理性、灵敏性等。另外，还须明确各项指标测定的具体步骤，包括标本采集、样本处理、测定方法和使用仪器等。

5）技术路线和方法。采用的技术路线和方法是实现研究目标的手段，应详细写明实验的每一步骤，越详细越好，便于操作。此外，还要预计实验中可能会出现的问题及如何解决。

6）器材和试剂。应明确写明所需的器材、试剂、药品的品种及数量，以便实验室准备。

7）预期实验结果。写出实验研究可能得到的结果。预期结果的判断应当有一定的把握和依据，做到心中有数。

8）可行性分析。可行性分析主要是对采用的技术路线和方法是否在研究中确实可行做出足够的说明。同时要说明项目成员是否掌握了这些技术和方法，需要的设备、仪器、试剂、材料、动物等是否有保障，以往是否有类似或相关的实验经验等。

为确保实验设计的科学性，设计中还必须遵循实验设计的三个基本原则，即对照、随机、重复的原则。

（三）设计性实验的组织实施

1. 布置设计性实验

设计性实验需要在教师的精心组织下进行。首先由教师以专题讲座的形式介绍实验的目的和意义，讲解如何选题、如何查阅文献、实验设计的内容和步骤、注意事项、实验设计书写格式及如何进行答辩。教师在布置设计性实验任务时，要向学生介绍本实验室和本校可以利用的实验室现有条件，包括设备、仪器、试剂、药品、动物等。

2. 学生查阅文献，设计课题

根据教师安排和要求，由 4 至 5 名学生组成一个实验小组，利用 2～3 周时间，查阅文献，确定选题。为便于组织和实施，学生可根据教师所指定的选题范围和提供的实验条件进行灵活选题，设计实验方案，写出开题报告。

3. 开题报告

学生在完成课题实验方案的设计后，应立即上交给教师，然后做好开题报告的准备：制作电子幻灯片，确定主要发言者、补充者、答辩者等，让组内每个成员都有锻炼的机会。辅导教师则通过认真阅读学生提交的实验设计方案，提出疑问、建议和修改意见。

开题报告安排一个单元时间（4 学时），由班长和学生委员主持。每个课题组向全班同学作开题报告，包括设计性实验的题目、选题依据、实验目的、技术路线和方法、实验器材、试剂及动物、预期结果及可能存在的问题和解决方法，时间为 10～15min。然后由同学和辅导教师对课题质疑、课题组答辩，时间为 10～15min。在此过程中，学生要畅所欲言，展开讨论，敢于提出自己的见解和疑问。最后，由辅导教师汇总大家的意见，对每个课题的方案进行点评，提出修改意见。课题组根据同学和教师的意见，进一步修改和完善设计方案，并上报给辅导教师及准备室。

4. 指导学生进行实验

1）实验准备：学生进行设计性实验，要分工合作，人人参与，并从实验准备入手，掌握课题研究的全过程。实验准备工作包括受试对象、仪器、试剂、其他材料的准备等。最好做些小规模的预实验，以摸清实验条件或预期结果。

2）实验记录及原始数据：在实验过程中，应当在一定格式的实验记录本上，实时并详细记录每天、每次、每一实验对象的变化情况和获得的结果，并注意保存好这些原始数据。原始数据不应任意涂改，确属记录错误的，应当在错误处填写上正确数据，并且有修改者签名，原始数据仍应保留并清晰可见。照片、标本等资料，也应妥善分类保存。

实验时，由学生自己主持进行实验操作，教师主要在关键环节上给予指导和把关，以免由于学生操作不熟悉而造成整个实验的失败。另外，由于教学时数的限制，学生设计性实验主要在晚上、周末或假日完成，因此要开放相关实验室，并适当安排辅导教师和技术人员值班，对学生实验进行指导。

（四）实验论文的撰写

实验性论文的撰写与一般的实验报告不同，要求按照正式论文格式撰写。具体格式如下。

1. 题目

题目是让读者认识全文的窗口，是对论文内容的高度概括，要求具体、简明、确切、醒目，反映研究课题的主要特点。题目的构成一般包含研究对象、处理因素（自变量）、实验效应（因变量）、变化特点等，字数最好不要超过25个字，如"枸杞多糖对小鼠T细胞IL-2和CD25表达的影响"。

2. 作者与单位

按照贡献大小进行排名，并注明所在班级和指导教师姓名。

3. 摘要和关键词

摘要是对论文主要内容和观点的概括，国内期刊大多采用结构式摘要形式，包括目的、方法、结果（应给出主要数据）和结论四部分，各部分冠以相应的标题，字数以350字以内为宜。

关键词又称主题词或索引词，一篇论著（论文）一般选用2~5个关键词，且能反映论著的主要特点。关键词一般跟在摘要后面，其作用主要是指导索引工作者编辑各种索引时选择,并方便读者利用各种检索工具搜索感兴趣的论文。

4. 引言(前言)

引言是论文正文的开场白,有两个重要作用:一是引起读者对本论文的兴趣;二是为读者提供理解本论文所需的背景资料。因此,引言应简要说明本领域的概况、本文研究的目的(包括思路)、范围、预期结果和意义。

5. 材料与方法

材料与方法是研究所采用的手段,是论文的基础,也是判断论文的科学性、先进性的主要依据,包括实验对象、实验材料、实验分组、实验模型、实验过程和方法、数据处理等内容。

6. 结果

结果是实验研究成果的结晶,是论文的核心部分。结果分为文字描述和提供数据两个方面。文字着重描述或总结主要结果或新发现;表格和图是提供数据的主要形式。因此,巧妙地运用文字和图表,能更科学、简捷、明确地反映研究成果,使读者能迅速了解论文的研究价值和意义。

7. 讨论

讨论是实验研究成果(各种发现、数据和现象)的科学解释和评价,也是论文中最难写的部分。讨论部分应包括:对实验结果的理论解释,如所得实验结果的内在联系、规律和意义;解释意外的发现和价值;指出创新点和与他人结果的不同之处;实事求是地对本实验中的缺点、疑点和局限性等加以分析和解释;提出有待解决的问题和今后的研究方向等。

8. 参考文献

该部分所列出的参考文献目录应是作者在实验研究中参考过的主要文献,其目的在于:①对其他作者的观点、方法和发现表示赞同和尊重;②为读者提供更多相关信息来源。参考文献的一般写法是在正文引用文献处标注一个带阿拉伯数字的方括号角码(以右上标方式写在本句句号前),在正文末尾"参考文献"下,按序号逐条列出文献目录。一般格式如下:

期刊:著者. 文章名. 刊物名称,卷或年(期):文章的起止页码.

书籍:编著者. 书名. 版本. 出版地:出版者,年份.

(五)论文答辩

论文答辩是对学生设计性实验的全面总结、评估和交流。在各课题组完成实验和论文写作,并做好答辩准备的基础上,由班长或学习委员主持全班论文答辩会。各课题组报告的内容包括题目、实验目的、材料与方法、实验结果与讨论、结论。参加人员可从实验设计的目的性、科学性、可行性与创新性，实验方法和结果的可靠性，分析讨论的逻辑性等多方面加以提问和讨论。教师在答辩过程中，着重对每篇论文的实验结果进行科学分析，指出实验的成功之处和创新性，以肯定学生成绩；同时，也要找出实验的不足之处，并分析其原因，并进一步提出完善论文的建议。

教师将通过学生在整个设计性实验的选题、设计、实施、论文撰写和答辩等环节中的表现及论文水平，对每个学生进行考核，并将设计性实验成绩作为本课程总成绩的一部分。

（六）设计性实验举例

免疫抑制剂——雷公藤总甙的免疫抑制作用研究

【研究背景】

免疫抑制疗法是指应用人工方法减弱或抑制对机体不利的免疫应答，从而达到治疗疾病的目的，主要用于抗移植排斥反应和自身免疫病的治疗。免疫抑制可以通过免疫抑制剂、放射照射、淋巴器官摘除、免疫细胞和免疫分子清除及基因疗法等手段加以实现。目前以免疫抑制剂最为常用。

免疫抑制剂种类较多，主要包括化学合成药物（糖皮质激素、环磷酰胺、硫唑嘌呤）、微生物制剂（环孢菌素A、FK-506、雷帕霉素）、中药（雷公藤多甙）及抗淋巴细胞抗体等。各种免疫抑制剂对机体免疫功能的作用机制及作用环节不尽相同。一般而言，免疫抑制剂具有以下特点：①大多数免疫抑制剂缺乏选择性和特异性，可影响机体正常的免疫功能的发挥，久用可降低机体抗感染能力，易诱发感染和肿瘤。②往往抑制初次免疫应答比抑制再次免疫应答的效果好。其原因可能是发生再次免疫应答的淋巴细胞是已经分化成熟的细胞，故对药物的敏感性较低。③用药与抗原刺激的时间关系对药物疗效有明显影响，这与药物的作用机制密切相关。例如，糖皮质激素和抗淋巴细胞抗体等通常在抗原刺激前24～48h给药，免疫抑制作用较强；硫唑嘌呤则在抗原刺激后48h内用药作用最强；而环磷酰胺则在抗原刺激前后用药均有效，但以抗原刺激后48h内用药效果最好。④许多免疫抑制剂只有在接近毒性剂量时才能产生免疫抑制作用，因此在进行研究或临床应用时应注意研究疗程、给药途径、总剂量及给药次数等。

雷公藤是一种卫矛科植物，广泛分布于我国南方，其雷公藤总甙为根心提取物。研究表明，雷公藤总甙制剂含有雷公藤内酯甲、雷公藤三萜酸B、雷公藤三萜酸A和雷公藤三萜酸C等多种成分，属萜类化合物。动物实验证实，雷公藤有抗炎、抗肿瘤、抗生育和免疫抑制等作用。多年来，雷公藤及其抑制剂已成为临床治疗自身免疫性疾病和抗免疫排斥的常用药物。

雷公藤总甙对免疫系统的影响主要表现为：低剂量时，对免疫细胞及其分泌细胞因子的免疫活性有明显的抑制作用；高剂量时，除了能加速免疫细胞如T淋巴细胞的凋亡外，还对T淋巴细胞有直接的杀伤效应。大量实验研究证实，雷公藤的免疫抑制作用主要表现为：①雷公藤在体外能抑制 ConA 诱导的小鼠脾细胞增殖反应，并使培养上清液内 IL-2 活性降低。②雷公藤总甙能明显抑制 PHA 刺激的人 $CD4^+$、$CD8^+$ 细胞的增殖，但对 $CD4^+$ 细胞的抑制作用更强。③雷公藤总甙能抑制家兔的局部异体植皮反应及其初次抗体反应。④雷公藤总甙能抑制 IL-2、IL-2R、IL-6 等基因转录，而且呈剂量-效应关系。

雷公藤总甙的免疫抑制作用不仅范围较广，而且其效应与其使用剂量高度相关。由于其有效抑制免疫作用的剂量与致毒作用的剂量十分接近，因此，虽有不少研究人员试图将雷公藤总甙的免疫治疗成分与其毒性成分分开，但并没有取得理想的效果。显然，从分子水平上明确雷公藤总甙的药效成分与其分子作用机制之间的关系仍是未来努力的方向。本实验的目的是进一步探讨雷公藤总甙有效成分的免疫调节作用，研究其抗移植排斥效应及其作用机制，为该药的临床应用提供实验依据。

【研究目标】

1）通过本设计性实验，观察雷公藤总甙对机体细胞免疫功能的影响，从而阐明其作用机制和用途。

2）通过本设计性实验，进一步了解和掌握科学研究的基本思路和基本过程。并通过实验的实施，提高对科研的认识和兴趣，熟练掌握免疫学实验常用技术和仪器设备的使用方法。

【实验方案】

1）药物：雷公藤总甙，市售。采用生理盐水配成不同浓度。

2）实验动物：BALB/c 和 C57BL/6 近交系小鼠，8～12 周龄，雌雄兼有。

3）实验分组：将 BALB/c 小鼠 30 只分为 3 组，即生理盐水对照组（10 只），用药 I 组（10 只）、用药 II 组（10 只）。用药 I 组、II 组经腹腔分别注射雷公藤总甙 12.5 mg/（kg·d）和 25mg/(kg·d)，连续 7d。

【观察指标】

1）检测 T 细胞亚群 CD3、CD4、CD8 阳性细胞的百分率，并计算 CD4/CD8 的比值。

2）检测脾细胞对丝裂原 ConA 的增殖反应。

3）检测脾细胞 IL-2 的产生水平。

4）检测混合淋巴细胞反应（MLR）。

5）观察异基因骨髓移植小鼠的存活期和排斥死亡率。

【实验方法、步骤及技术路线】

1. 体内实验

1）免疫功能测定实验：将 BALB/c 小鼠 30 只分为 3 组，分别经腹腔注射不同剂量的雷公藤总甙和生理盐水，连续 7d。处死小鼠，取脾病制备脾细胞悬液，以间接免疫荧光法检测 T 细胞亚群，采用 MTT 比色法测脾细胞对 ConA 的增殖反应，采用生物活性测定法测定脾细胞 IL-2 的产生。

2）异基因骨髓移植实验：BALB/c 小鼠 30 只，于 ^{60}Co γ 射线下全身照射，剂量为 8.5 Gy。照射后 24h 内输入 C57BL/6 小鼠骨髓细胞和脾细胞。于照射后 4d 将小鼠分为 3 组，分别经腹腔注射不同剂量的雷公藤总甙和生理盐水，连续 7d。观察动物的存活期和排斥死亡率。

2. 体外实验

1）雷公藤总甙对小鼠脾细胞增殖反应及 IL-2 产生的影响：取正常 BALB/c 小鼠 10 只，制备脾细胞悬液，置 96 孔培养板进行培养，并用 ConA 作为刺激剂，每孔加入不同浓度的雷公藤总甙溶液 20μL，培养 48h、72h 后分别测定上清液中 IL-2 的含量和脾细胞增殖反应。

2）雷公藤总甙对小鼠脾细胞 MLR 的影响：于 96 孔培养板每孔加入 BALB/c 和 C57BL/6 小鼠脾细胞悬液 100μL 及不同浓度的雷公藤总甙溶液 20μL，并用生理盐水对照，培养 24h 后采用 MTT 比色法或 ^{3}H-TdR 掺入法测定脾细胞增殖反应。

【预期结果分析】

1）证实雷公藤总甙对机体细胞免疫功能的抑制作用和量-效关系。

2）证实雷公藤总甙对异基因骨髓移植小鼠的生存期有明显延长作用，为今后用于抗移植排斥反应提供依据。

【可行性分析】

雷公藤总甙对免疫功能的抑制作用也有报道。本实验设计方案合理，分组、对照、体内和体外实验兼有；技术方法和技术路线可行，学生通过免疫学基础实验和综合实验学习，已掌握免疫细胞、免疫分子的检测技术；实验所需药品、试剂及动物均较易获得，因此，开展实验的条件已经具备。

思考题

1）请在本实验设计方案的基础上，结合所学知识和查阅文献，进一步补充、修改和完善该实验设计，并结合实验条件加以实施，撰写实验报告和论文。

2）请查阅文献，了解雷公藤总甙对机体免疫功能有何影响，并在此基础上设计研究方案，研究探讨雷公藤总甙在防治器官移植排斥反应和自身免疫病中的药用价值。

二、设计性实验参考选题

细胞因子对荷瘤小鼠免疫功能的影响

【研究背景】

随着对肿瘤发生发展的免疫学相关理论的深刻认识，以及分子生物学和免疫学技术的发展，人们可以通过调控机体的免疫应答，促进机体抗肿瘤免疫效应。肿瘤的生物治疗已成为继放疗、化疗及手术治疗后的第四种治疗模式。

细胞因子是指由免疫细胞和某些非免疫细胞经刺激而分泌的一类具有广泛生物学活性的小分子多态物质，具有调节免疫应答、参与免疫细胞分化发育、介导炎症反应、刺激造血组织修复等功能。目前已发现200余种细胞因子。随着人类基因组计划的完成，有望发现新的细胞因子家族及其成员，并可通过现代生物学技术人工制备多种细胞因子。某些细胞因子可以通过机体的免疫应答，或通过直接杀伤作用发挥抗肿瘤效应。但由于细胞因子的生物学作用具有多样性、复杂性，一种细胞因子可作用于多种靶细胞，产生多种生物学效应（多效性），多种细胞因子可作用于同一种靶细胞，产生相同的生物学效应（重叠性），不同细胞因子可具有某些相同的生物学效应（交叉型）以及在不同微环境中可分别发挥正或负调节作用（双向性），因此其抗肿瘤作用及机制均有待进一步深入研究。

【设计提示】

根据细胞因子作用特点，通过建立特定荷瘤小鼠动物模型，观察某些细胞因子如IL-2、IFN、TNF、趋化性细胞因子对荷瘤小鼠免疫功能的影响及抗肿瘤作用，了解其作用机制和用途。

【目的要求】

通过基础实验和综合实验的学习，逐步掌握如何将其运用到设计性实验，提出设计方案。

采用的实验方法、手段、步骤及技术路线；所需器材和试剂；预期实验结果分析；可行性论证等略。

第三篇

应用微生物与免疫学
练习题及答案

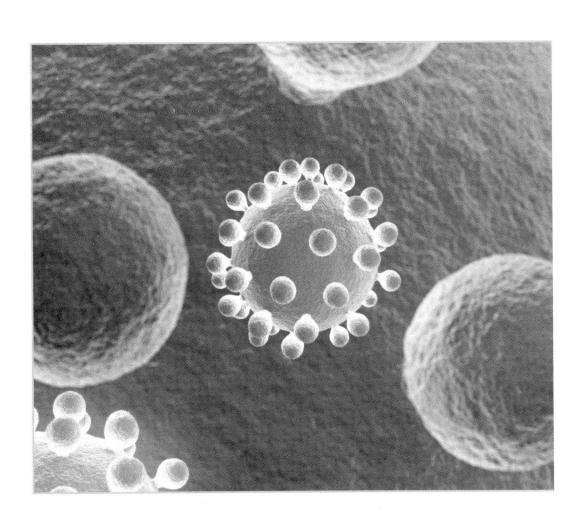

自测题及答案

自 测 题

(一) 名词解释

1. 病毒体 2. 脂多糖 3. 免疫 4. 荚膜 5. 细胞因子 6. TD 抗原

(二) 填空题

1. 细菌的基本结构有_____、_____、_____和_____。
2. 细菌的遗传物质除核质外,尚有_____和_____。
3. 细菌的侵袭力由_____和_____两方面因素构成。
4. 细菌一般不入血,但可引起毒血症的细菌有_____和_____。
5. 构成病毒体的主要化学成分是_____和_____。
6. 干扰素的主要功能有_____、_____和_____。
7. 脊髓灰质炎的特异性预防手段目前主要是_____疫苗。
8. 为防止输血后肝炎的发生,筛选献血员应检测血液中的_____、_____、_____和_____。
9. 能使 T 细胞发生淋巴细胞母化作用的有丝分裂原有_____和_____。
10. 根据 Ig _____免疫原性的不同,可将其分为五类,在 IgGC$_H$2 功能区具有_____结合部位。
11. 根据实验原理,乳胶妊娠诊断实验属_____。
12. 正常菌群在_____、_____和_____条件下可转化为条件致病菌。
13. 以神经毒素致病的细菌主要有_____和_____。

(三) 单项选择题

1. 属于非细胞型微生物的是(　　)。
   A. 细菌　　B. 真菌　　C. 病毒　　D. 衣原体　　E. 支原体
2. 细菌的特殊结构中不包括(　　)。
   A. 夹膜　　B. 菌毛　　C. 芽孢　　D. 鞭毛　　E. 中介体
3. 细菌通过性菌毛将供体菌 DNA 转移给受体菌的过程称为(　　)。
   A. 转导　　B. 转化　　C. 突变　　D. 接合　　E. 溶源性转换
4. 具有抗吞噬作用的细菌侵袭性酶是(　　)。
   A. 胶原酶　　　　　　B. 链激酶
   C. 链道酶　　　　　　D. 透明质酸酶

E．血浆凝固酶

5．关于紫外线，下列说法中不正确的是（ ）。
   A．可破坏细菌的 DNA 构型　　　　B．可用于空气和物品表面的消毒
   C．对眼和皮肤有刺激作用　　　　　D．穿透力强
   E．灭菌作用最强的波长是 265～266nm

6．符合外毒素特点的叙述是（ ）。
   A．多由 G 菌产生　　　　　　　　　B．化学成分是脂多糖
   C．耐热　　　　　　　　　　　　　D．毒性强烈且具有特异性
   E．多在细菌裂解时释放

7．下列微生物中，不宜用滤菌法除去的是（ ）。
   A．立克次体　　　B．细菌　　　C．支原体
   D．螺旋体　　　　E．真菌

8．化脓性球菌中，以荚膜为主要致病因素的细菌是（ ）。
   A．金黄色葡萄球菌　　　　　　　　B．乙型溶血性链球菌
   C．肺炎球菌　　　　　　　　　　　D．脑膜炎球菌
   E．淋球菌

9．关于大肠杆菌，下列叙述中不正确的是（ ）。
   A．分解乳糖　　　　　　　　　　　B．有鞭毛
   C．是卫生学检验的细菌指标　　　　D．可引起泌尿道感染
   E．所有血清型的大肠杆菌均是条件致病菌

10．霍乱弧菌的致病特点是（ ）。
    A．细菌侵入肠黏膜上皮细胞内增殖，引起脓血便
    B．肠毒素作用于呕吐中枢，引起上吐下泻
    C．肠毒素作用于鸟苷环化酶，使肠液吸收障碍而引起腹泻
    D．肠毒素作用于腺苷环化酶，使肠液过度分泌而引起腹泻
    E．肠毒素作用于自主神经，造成肠蠕动增强而引起腹泻

11．无芽孢厌氧菌感染类型中不包括（ ）。
    A．皮肤软组织感染　　　　　　　　B．中枢神经系统感染
    C．深部脓肿　　　　　　　　　　　D．口腔疾患
    E．食物中毒

12．下述病毒体的特点中，错误的是（ ）。
    A．以复制方式增殖　　　　　　　　B．测量单位是μm
    C．只含一种类型核酸　　　　　　　D．对抗生素不敏感
    E．专性细胞内寄生

13．病毒感染所致的细胞改变中，与肿瘤发生有关的是（ ）。
    A．细胞溶解死亡　　　　　　　　　B．细胞融合

C．细胞内出现包涵体　　　　　　　　D．细胞转化

E．细胞表面出现新抗原

14．能营独立生活的最小微生物是（　　）。

A．细菌　　　　B．支原体　　　　C．立克次氏体

D．衣原体　　　E．螺旋体

15．立克次氏体的特点中不包括（　　）。

A．严格细胞内寄生　　　　　　　　B．常寄生在节肢动物体内

C．二分裂法繁殖　　　　　　　　　D．对抗生素敏感

E．有独特生活周期

16．可引起中枢神经系统感染的真核细胞微生物是（　　）。

A．新型隐球菌　　　　　　　　　　B．结核杆菌

C．乙型脑炎病毒　　　　　　　　　D．脑膜炎双球菌

E．狂犬病毒

17．下列引起中枢神经系统感染的病原微生物中，可引起败血症的是（　　）。

A．脑膜炎球菌　　　　　　　　　　B．乙型脑炎病毒

C．脊髓灰质炎病毒　　　　　　　　D．破伤风杆菌

E．狂犬病毒

18．T淋巴细胞主要位于淋巴结中的（　　）。

A．浅皮质区　　　B．淋巴小节　　　C．深皮质区

D．髓索　　　　　E．髓窦

19．下列不是抗原提呈细胞的是（　　）。

A．巨噬细胞　　　　　　　　　　　B．中性粒细胞

C．内皮细胞　　　　　　　　　　　D．树突状细胞

E．B细胞

20．相对分子质量最大、抗原结合价最高的Ig是（　　）。

A．IgM　　B．IgD　　C．IgE　　D．IgG　　E．IgA

（四）简答题

1．简述补体的生物学活性。

2．简述白喉毒素的作用机制。

3．简述破伤风杆菌的致病机理和特异性防治。

4．简述初次应答的特点。

答　　案

（一）名词解释

1．病毒体：①形态结构完整并具有感染性的病毒颗粒称为病毒体。②病毒体可在

细胞外存活一定时期,并广泛存在于自然界。

2. 脂多糖:①是 G⁻菌细胞壁表面的化学组成;②由脂类 A、核心多糖、特异多糖构成;③是 G⁻菌的内毒素,脂类 A 是其毒性部位;④特异多糖构成菌体抗原。

3. 免疫是指机体免疫系统识别"自己"与"非己"抗原物质,对自身抗原形成免疫耐受,而对"非己"抗原物质产生排异作用的一种生理功能。

4. 荚膜:某些细菌如肺炎球菌分泌的、包绕在细胞壁外的黏液性物质;具有抗吞噬作用,是构成细菌毒力的因素之一;可用于细菌鉴别。

5. 细胞因子:是指由活化免疫细胞和非免疫细胞合成分泌的、能调节细胞生理功能、介导炎症反应、参与免疫应答和组织修复等多种生物学效应的小分子多肽,如白细胞介素、干扰素等。

6. TD 抗原:即 T 细胞依赖性抗原,或称为胸腺依赖性抗原,如细菌、病毒等大多数蛋白质抗原。此类抗原需在 T 细胞辅助下才能激活 B 细胞产生抗体,同时也可诱导细胞免疫应答。

(二)填空题

1. 细胞壁 细胞膜 细胞质 核质 2. 质粒 噬菌体 3. 菌体表面结构 侵袭性酶 4. 白喉杆菌 破伤风杆菌 5. 核酸 蛋白质 6. 抗病毒 抗肿瘤 免疫调节 7. 口服减毒活 8. HBsAg HBeAg 抗 HBc 抗体 抗 HCV 抗体 9. PHA ConA(或 PWM) 10. 重链恒定区 C1q 11. 间接凝集抑制 12. 机体抵抗力降低 菌群寄居部位改变 菌群失调 13. 破伤风杆菌 肉毒杆菌

(三)单项选择题

1. C 2. E 3. D 4. E 5. D 6. D 7. C 8. C 9. E 10. D
11. E 12. B 13. D 14. E 15. E 16. A 17. A 18. C 19. B 20. A

(四)简答题

1. 答:1)溶菌和溶细胞:细菌与相应抗体结合后,可通过经典途径激活补体,在细菌表面形成膜攻击复合物,造成细菌溶解。

2)促进中和及溶解病毒:病毒和相应抗体结合后可激活补体,阻止病毒对易感细胞的吸附,此作用称为中和作用。

3)调理和免疫黏附:补体裂解产物 C3b/C4b 的 N 端与细菌等抗原抗体复合物结合,C 端与表面具有相应补体受体(CRI)的吞噬细胞结合,促进吞噬细胞的吞噬作用,即调理作用;若与表面具有 CRI 的红细胞、血小板结合,形成较大聚合物利于吞噬细胞吞噬,此即免疫黏附作用。

4)炎症介质作用:补体裂解产物 C4a、C2a、C3a、C5a 分别具有炎症介质作用,可引起机体的炎症反应,一方面可促进对病原微生物的清除,另一方面也造成组织损伤或超敏反应。炎症介质作用主要表现为激肽样作用、过敏毒素作用和趋化作用。

2．答：白喉毒素是典型的外毒素，分 A、B 两个片段。B 片段是结合片段，可与宿主细胞表面特异性受体结合，使 A 片段进入细胞。A 片段是毒性片段，可灭活细胞中的肽链延长因子 2，使细胞蛋白质合成终止，造成细胞坏死。

3．答：①破伤风杆菌经伤口感染机体，在伤口形成厌氧环境时可在局部大量繁殖并产生破伤风痉挛毒素，其经人血或神经播散到中枢神经系统。②毒素的主要作用为阻止神经元之间抑制性介质的释放，造成骨骼肌的强直性痉挛。③特异性防：注射破伤风类毒素进行人工自动免疫。④特异性治：注射破伤风抗毒素进行人工被动免疫。

4．答：①需经较长潜伏期才能产生抗体；②抗体含量低，持续时间短；③以 IgM 为主，IgG 出现相对较晚；④为低亲和性抗体。

期末复习题及答案

期末复习题

（一）名词解释

1. 免疫球蛋白 2. 病毒体 3. 菌毛 4. 质粒 5. 抗原 6. 毒血症 7. Dane 颗粒 8. 细胞因子 9. 正常菌群 10. 免疫 11. 非胸腺依赖性抗原（T1-Ag） 12. 消毒 13. 真菌 14. 脓毒血症 15. 荚膜 16. 抗体 17. 支原体 18. 侵袭力 19. 超敏反应 20. 核衣壳 21. 抗原决定簇 22. 人工自动免疫 23. 败血症 24. TD 抗原（胸腺依赖性抗原） 25. 抗原提呈细胞（APC） 26. 微生物 27. 人工被动免疫 28. 毒血症

（二）单项选择题

1. 细菌致病性的强弱主要取决于细菌的（　　）。
    A. 特殊结构　　B. 基本结构　　C. 侵袭力　　D. 毒素　　E. 毒力
2. 湿热灭菌法中杀菌效果最好的是（　　）。
    A. 煮沸法　　　　　　　　B. 巴氏消毒法
    C. 间歇灭菌法　　　　　　D. 高压蒸汽灭菌法
    E. 流通蒸汽法
3. 可用于脑膜炎球菌分离的培养基是（　　）。
    A. 血平板　　　　　　　　B. 巧克力平板
    C. 沙氏培养基　　　　　　D. 双糖培养基
    E. 碱性平板
4. 以内毒素为主要致病因素并可引起全身感染的肠道杆菌是（　　）。
    A. 肠产毒性大肠杆菌　　　B. 肠出血性大肠杆菌
    C. 伤寒杆菌　　　　　　　D. 霍乱弧菌
    E. 志贺痢疾杆菌
5. 在人体肠道正常菌群中占绝对优势的细菌是（　　）。
    A. 大肠杆菌　　　　　　　B. 变形杆菌
    C. 无芽孢厌氧菌　　　　　D. 白色念珠菌
    E. 链球菌
6. 结核菌素试验的用途不包括（　　）。
    A. 选择卡介苗接种对象　　B. 判断卡介苗接种效果
    C. 诊断Ⅳ型超敏反应　　　D. 辅助诊断婴幼儿结核病

E．测定细胞免疫功能
7. 可直接测量病毒大小的方法是（　　）。
   A．电镜观察　　　　　　　　B．光镜观察
   C．X线衍射法　　　　　　　D．超速离心法
   E．超过滤法
8. 可通过病毒血症引起全身感染的呼吸道病毒是（　　）。
   A．麻疹病毒　　　　　　　　B．流感病毒
   C．鼻病毒　　　　　　　　　D．冠状病毒
   E．副流感病毒
9. 可灭活肠道病毒的物质是（　　）。
   A．75%乙醇　　　　　　　　B．胃酸
   C．胆盐　　　　　　　　　　D．蛋白酶
   E．氧化剂
10. 不符合血清 HBsAg(+)\HBeAg(+)和 HBc(+)的解释是（　　）。
    A．急性乙型肝炎　　　　　　B．慢性乙型肝炎
    C．乙型肝炎恢复期　　　　　D．无症状抗原携带者
    E．血清有强传染性
11. 属于逆转录酶病毒的是（　　）。
    A．HIV　　　　　　　　　　B．ESV
    C．HSV　　　　　　　　　　D．HBV
    E．CMV
12. 流行性乙型脑炎的病原体是（　　）。
    A．日本脑炎病毒　　　　　　B．脑膜炎双球菌
    C．森林脑炎病毒　　　　　　D．麻疹病毒
    E．疱疹病毒
13. 支原体与L性细菌的区别是（　　）。
    A．无细胞壁　　　　　　　　B．多形态性
    C．可通过细菌滤器　　　　　D．可形成"油煎蛋"菌落
    E．生长时需要胆固醇
14. 可用于立克次体感染的血清学诊断方法是（　　）。
    A．肥达反应　　　　　　　　B．外斐反应
    C．冷凝集试验　　　　　　　D．协同凝集试验
    E．反向间接凝集试验
15. 梅毒螺旋体的传染源是（　　）。
    A．早期梅毒患者　　　　　　B．晚期梅毒患者
    C．隐形感染者　　　　　　　D．昆虫和节肢动物

E. 猪和野鼠

16. 下列哪种疾病不是由Ⅲ型超敏反应引起的（　　）。
    A. 类风湿性关节炎　　　　B. 特应性湿疹（皮炎）
    C. 类 Arthus 反应　　　　D. 过敏性休克样反应
    E. 血清病

17. 下列属于自然主动免疫的情况是（　　）。
    A. 通过注射抗病毒素获得的免疫
    B. 通过注射类毒素获得的免疫
    C. 通过隐性感染获得的免疫
    D. 通过初乳获得的免疫
    E. 通过胎盘获得的免疫

18. 免疫耐受试验结果表明（　　）。
    A. T 细胞免疫耐受产生较早，维持时间较短
    B. B 细胞免疫耐受产生较早，维持时间较短
    C. B 细胞免疫耐受产生较早，维持时间较长
    D. T 细胞免疫耐受产生较早，维持时间较长
    E. T 细胞免疫耐受产生较晚，维持时间较长

19. 激活补体能力最强的抗体类型是（　　）。
    A. IgA　　　　　　　　　B. IgG
    C. IgM　　　　　　　　　D. IgD
    E. IgE

20. 受感染后机体最早产生的抗体类型是（　　）。
    A. IgA　　　　　　　　　B. IgG
    C. IgM　　　　　　　　　D. IgD
    E. IgE

21. 抗原提呈细胞中不包括（　　）。
    A. 朗罕细胞　　　　　　　B. 巨噬细胞
    C. 树突状细胞　　　　　　D. 并指状细胞
    E. 中性粒细胞

22. 再次应答时抗体产生的特点是（　　）。
    A. IgM 抗体显著升高　　　B. 产生快，维持时间长
    C. 潜伏期长　　　　　　　D. 浓度低
    E. 亲和力低

23. 革兰氏阳性菌细胞壁特有成分是（　　）。
    A. 黏肽　　　　　　　　　B. 磷壁酸
    C. 脂蛋白　　　　　　　　D. 脂多糖

E．类脂 A

24．对外界抵抗力最强的细菌结构是（　　）。
　　A．荚膜　　　B．鞭毛　　　C．细胞壁　　D．芽孢　　E．菌毛

25．芽孢的特性中不包括（　　）。
　　A．革兰氏阳性菌形成的多层膜结构
　　B．是细菌的繁殖体
　　C．对外界抵抗力强
　　D．可用于细菌鉴别
　　E．某些芽孢可引起严重的外源性感染

26．可产生外毒素的革兰阴性菌是（　　）。
　　A．金黄色葡萄球菌　　　　B．破伤风杆菌
　　C．白喉杆菌　　　　　　　D．霍乱弧菌
　　E．脑膜炎球菌

27．内毒素的毒性作用中不包括（　　）。
　　A．发热
　　B．白细胞反应
　　C．选择性作用于靶细胞，引起特殊症状
　　D．休克

28．与抗吞噬作用无关的物质是（　　）。
　　A．SPA　　　B．KAg　　　C．LPS　　　D．ViAg　　E．M 蛋白

29．在标本采集中的错误做法是（　　）。
　　A．采集局部皮肤应消毒　　B．采取无菌操作
　　C．标本容器无须灭菌　　　D．采集后立即送检
　　E．贴好标签

30．病毒的特征中不包括（　　）。
　　A．无细胞结构　　　　　　B．含两种核酸
　　C．对抗生素不敏感　　　　D．必须在易感活细胞内增殖
　　E．可诱导细胞产生干扰素

31．病毒体的定义是（　　）。
　　A．无感染性的前病毒　　　B．无包膜的裸露病毒
　　C．有刺突的包膜病毒　　　D．可独立生存的病毒
　　E．结构完整有感染性的成熟病毒

32．下列病毒中属于逆转录病毒的是（　　）。
　　A．人类免疫缺陷病毒　　　B．流感病毒
　　C．脊髓灰质炎病毒　　　　D．乙型肝炎病毒
　　E．风疹病毒

33. 下列不能传播 HIV 的物质是（   ）。
    A．血液   B．精液
    C．唾液   D．羊水
    E．器官

34. 钩端螺旋体的传染源和传播方式是（   ）。
    A．吸入孢子
    B．接触或食入带菌鼠、猪尿的污染水、土壤等
    C．皮肤伤口感染芽孢
    D．犬咬伤
    E．性接触

35. 中枢免疫器官的功能是（   ）。
    A．T 淋巴细胞成熟场所
    B．B 淋巴细胞成熟场所
    C．T 淋巴细胞居住及产生免疫应答场所
    D．B 淋巴细胞居住及产生免疫应答场所
    E．免疫细胞分化成熟场所

36. 血清中含量最高的抗体类型是（   ）。
    A．IgA   B．IgG
    C．IgM   D．IgD
    E．IgE

37. B 细胞表面特有的标志是（   ）。
    A．E 受体   B．PHA 受体
    C．C3b 受体   D．抗原受体 SmIg
    E．抗原受体 TCR

38. 属于 I 型超敏反应的疾病是（   ）。
    A．过敏性休克   B．接触性皮炎
    C．类风湿性关节炎   D．新生儿溶血症
    E．肾小球肾炎

39. 细菌细胞壁共有成分是（   ）。
    A．黏肽   B．磷壁酸   C．脂蛋白   D．脂多糖   E．类脂 A

40. 在外界生存力最强的细菌是（   ）。
    A．化脓性球菌   B．肠道杆菌
    C．无芽孢厌氧菌   D．芽孢厌氧菌
    E．结核杆菌

41．可传递的细菌遗传物质是（　　）。
　　A．菌毛　　B．鞭毛　　C．芽孢　　D．质粒　　E．荚膜

42．下列不属于与细菌致病性有关的合成代谢产物的是（　　）。
　　A．热原质　　　　　　B．内毒素
　　C．外毒素　　　　　　D．侵袭性酶
　　E．抗生素

43．外毒素的毒性作用特点是（　　）。
　　A．发热
　　B．白细胞反应
　　C．选择性作用于靶细胞，引起特殊症状
　　D．DIC
　　E．休克

44．半抗原的特点是（　　）。
　　A．大分子
　　B．通常是多肽
　　C．本身无免疫原性
　　D．仅能刺激B细胞活化
　　E．只有与载体结合才能与相应抗体反应

45．显微镜下呈矛头状，钝端相对呈双排列的革兰氏阳性菌是（　　）。
　　A．金黄色葡萄球菌　　　　B．乙型溶血性链球菌
　　C．肺炎球菌　　　　　　　D．脑膜炎球菌
　　E．淋球菌

46．流感病毒吸附细胞的结构是（　　）。
　　A．衣壳　　　　　　B．包膜
　　C．血凝素　　　　　D．神经氨酸酶
　　E．GP120

47．脊髓灰质炎病毒在体内的播散是通过（　　）实现的。
　　A．粪便　　B．血液　　C．细胞　　D．尿液　　E．唾液

48．具有菌丝和孢子的微生物是（　　）。
　　A．细菌　　　　　　B．真菌
　　C．病毒　　　　　　D．螺旋体
　　E．支原体

49．细菌直接摄取供体菌游离DNA片段而获得新的遗传性状的过程称为（　　）。
　　A．转化　　　　　　B．转导
　　C．接合　　　　　　D．溶源性转换
　　E．基因突变

50. 下列抗菌物质中可裂解细菌肽聚糖的是（　　）。
    A. 溶菌酶　　　　　　　　　B. 抗体
    C. 补体　　　　　　　　　　D. 细菌素
    E. 氯霉素

51. 巴氏消毒法常用于消毒的物品是（　　）。
    A. 食具　　　　　　　　　　B. 药品
    C. 敷料　　　　　　　　　　D. 牛奶和酒类
    E. 温度计

52. 下述病原微生物中，对外界抵抗力最低的是（　　）。
    A. 金黄色葡萄球菌　　　　　B. HBV
    C. 钩端螺旋体　　　　　　　D. 梅毒螺旋体
    E. 衣原体

53. 破伤风毒素的作用机制是（　　）。
    A. 阻止中枢神经抑制性递质的释放而造成肌肉痉挛
    B. 阻止中枢神经兴奋性递质的释放而造成肌肉麻痹
    C. 破坏细胞膜
    D. 干扰细胞蛋白质合成
    E. 改变细胞分泌功能

54. 与衣原体感染有关的物质是（　　）。
    A. 原体　　　　　　　　　　B. 始体
    C. 包涵体　　　　　　　　　D. 核糖体
    E. 中介体

55. 口服脊髓灰质炎减毒活疫苗的优点是（　　）。
    A. 耐热
    B. 既可产生血清抗体也可产生肠黏膜局部分泌型抗体
    C. 只需服用一次
    D. 6月龄以下婴儿不需服用
    E. 免疫力低下者也可服用

56. 血液中不易查到的HBV抗原是（　　）。
    A. HBsAg　　　　　　　　　B. HBcAg
    C. HBeAg　　　　　　　　　D. 前S1抗原
    E. 前S2抗原

57. 一般不通过血液播散的病毒是（　　）。
    A. 乙型脑炎病毒　　　　　　B. 脊髓灰质炎病毒
    C. 巨细胞病毒　　　　　　　D. 狂犬病毒
    E. 人类免疫缺陷病毒

58．下列不是再次免疫应答时抗体产生的特点的是（　　）。
   A．潜伏期短　　　　　　　　B．以 IgM 为主
   C．抗体在血中浓度高　　　　D．在体内维持时间长
   E．抗体量多

59．补体经典途径的激活物是（　　）。
   A．细菌脂多糖　　　　　　　B．抗原
   C．抗体　　　　　　　　　　D．抗原抗体复合物
   E．凝聚的抗体

60．能特异性杀伤靶细胞的 T 细胞是（　　）。
   A．TH1　　B．Ts　　C．TD　　D．Tc　　E．TH2

61．在感染早期首先发挥特异性免疫作用的抗体是（　　）。
   A．IgG　　B．IgM　　C．IgA　　D．sIgA　　E．IgE

62．可用于检测外周血 T 细胞数量的 T 细胞表面受体是（　　）。
   A．IgGFc 受体　　　　　　　B．C3 受体
   C．PHA 受体　　　　　　　　D．IL 受体
   E．E 受体

63．正常菌群对机体的益处不包括（　　）。
   A．刺激免疫系统成熟　　　　B．抗肿瘤
   C．抗致病菌生长　　　　　　D．产生干扰素
   E．产生维生素供机体利用

64．胸腺依赖抗原是指（　　）。
   A．在胸腺中加工处理的抗原
   B．能直接激活 B 细胞的抗原
   C．只引起细胞免疫应答的抗原
   D．只引起体液免疫应答的抗原
   E．既引起细胞免疫又引起体液免疫应答的抗原

65．能使靶细胞膜发生轻微损伤的补体成分是（　　）。
   A．C5b　　　　　　　　　　B．C5b67
   C．C5b678　　　　　　　　 D．C5b6789
   E．C9

66．不受 MHC 限制的细胞间相互作用是（　　）。
   A．Th 细胞和 B 细胞　　　　B．巨噬细胞和 Th 细胞
   C．树突细胞和 Th 细胞　　　D．NK 细胞和肿瘤细胞
   E．Tc 细胞和肿瘤细胞

67．下列物质中，可通过旁路途径激活补体的是（　　）。
   A．IgG　　　　　　　　　　B．IgM

C. 细菌脂多糖 D. 抗原抗体复合物
E. 凝聚的 IgG1

68. 细菌细胞壁的基本成分是（　　）。
    A. 黏肽 B. 磷壁酸
    C. 脂蛋白 D. 脂多糖
    E. 类脂 A

69. 内毒素的毒性成分是（　　）。
    A. 特异性多糖 B. 脂多糖
    C. 核心多糖 D. 脂类 A
    E. 脂蛋白

70. 对外毒素特性的叙述中，错误的是（　　）。
    A. 主要由革兰氏阳性菌产生 B. 抗原性强
    C. 可脱毒制备类毒素 D. 耐热
    E. 毒性强烈且有选择性

71. 革兰氏阳性菌类似菌毛黏附细胞的结构是（　　）。
    A. 肽聚糖 B. 特异性多糖
    C. 壁磷壁酸 D. 膜磷壁酸
    E. SPA

72. 诊断流脑的简便方法是（　　）。
    A. 咽拭子涂片染色镜检 B. 血培养
    C. 血清特异性抗体测定 D. 脑脊液或皮肤瘀斑取样涂片染色镜检
    E. 咽拭子培养

73. 病毒体核心的主要物质是（　　）。
    A. 磷酸 B. 蛋白质 C. 核酸 D. 类脂 E. 肽聚糖

74. 病毒的致病物质是（　　）。
    A. 内毒素 B. 外毒素
    C. 热原质 D. 蛋白质和核酸
    E. 侵袭性酶

75. 灭蚊可预防感染的病毒是（　　）。
    A. 脊髓灰质炎病毒 B. 狂犬病毒
    C. 人类免疫缺陷病毒 D. 流行性乙型脑炎病毒
    E. 肾综合征出血热病毒

76. 下列不属于与人类肿瘤密切相关的病毒的是（　　）。
    A. 水痘-带状疱疹病毒 B. 乙型肝炎病毒
    C. 巨细胞病毒 D. EB 病毒
    E. 单纯疱疹病毒

77．引起胎儿畸形的最常见病毒是（　　）。
　　A．风疹病毒　　　　　　　　B．麻疹病毒
　　C．水痘带状疱疹病毒　　　　D．人类免疫缺陷病毒
　　E．乙型肝炎病毒

78．巨噬细胞表面与抗体调理作用有关的结构是（　　）。
　　A．CD4　　　　　　　　　　B．CD8
　　C．IgGFc 受体　　　　　　　D．TCR
　　E．BCR

79．补体经典途径激活的顺序是（　　）。
　　A．C123456789　　　　　　B．C124536789
　　C．C142356789　　　　　　D．C124356789
　　E．C356789

80．可引起菌血症的细菌是（　　）。
　　A．破伤风杆菌　　　　　　　B．肉毒杆菌
　　C．白喉杆菌　　　　　　　　D．伤寒杆菌
　　E．霍乱弧菌

81．病毒的特征不包括（　　）。
　　A．无细胞结构　　　　　　　B．含两种核酸
　　C．对抗生素不敏感　　　　　D．必须在易感活细胞内增殖
　　E．可诱导细胞产生干扰素

82．脊髓灰质炎患者的传染性排泄物主要是（　　）。
　　A．粪便　　　　　　　　　　B．血液
　　C．鼻咽分泌物　　　　　　　D．尿液
　　E．唾液

83．杀灭细菌芽孢最常用的方法是（　　）。
　　A．紫外线照射　　　　　　　B．干烤灭菌法
　　C．流通蒸汽灭菌法　　　　　D．高压蒸汽灭菌法
　　E．煮沸法

84．决定痢疾杆菌侵袭力的首要因素是（　　）。
　　A．内毒素　　B．外毒素　　C．侵袭性酶　　D．菌毛　　E．肠毒素

85．对破伤风毒素的错误叙述是（　　）。
　　A．阻止中枢神经抑制性递质的释放而造成肌肉痉挛
　　B．阻止中枢神经兴奋性递质的释放而造成肌肉麻痹
　　C．可用甲醛脱毒制备类毒素用于人工自动免疫
　　D．可刺激机体产生抗毒素
　　E．毒素不耐热

86. 主要引起婴儿腹泻的肠道细菌是（　　）。
    A. 肠炎杆菌　　　　　　　　B. 痢疾杆菌
    C. 沙门菌　　　　　　　　　D. 肠致病性大肠杆菌
    E. 霍乱弧菌

87. 破伤风的特异性治疗应注射（　　）。
    A. 破伤风抗毒素　　　　　　B. 破伤风类毒素
    C. 破伤风菌苗　　　　　　　D. 抗生素
    E. 白百破三联疫苗

88. 对病毒包膜的叙述错误的是（　　）。
    A. 化学成分主要为类脂
    B. 表面突起称刺突，与吸附细胞有关
    C. 可保护病毒
    D. 可抵抗脂溶剂
    E. 可与宿主细胞膜融合

89. 下列不是通过性接触传播的病毒的是（　　）。
    A. 人乳头瘤病毒　　　　　　B. 单纯疱疹病毒2型
    C. 乙型肝炎病毒　　　　　　D. 流感病毒
    E. 人类免疫缺陷病毒

90. 普通感冒最常见的病原是（　　）。
    A. 流感病毒　　　　　　　　B. 呼吸道合胞病毒
    C. 柯萨奇病毒　　　　　　　D. 鼻病毒和冠状病毒
    E. 腺病毒

91. 可高度传染乙型肝炎的血液含（　　）。
    A. HBsAg、HBcAg、HbeAg　　B. HBsAg、抗HBe、抗HBc
    C. HBsAg、抗HBs、HBeAg　　D. HBsAg、抗HBc、HBeAg
    E. HBeAg、抗HBs、抗HBc

92. HIV致病的关键因素是因为HIV（　　）。
    A. 基因可和宿主细胞基因整合
    B. 感染后引起各种类型的机会感染
    C. 易变异，逃避免疫攻击
    D. 侵犯CD4+细胞，造成严重的免疫缺陷
    E. 引起持续的潜伏感染，不易被机体清除

93. 补体经典途径激活的顺序是（　　）。
    A. C123456789　　　　　　　B. C124536789
    C. C142356789　　　　　　　D. C124356789
    E. C356789

（三）简答题

1．简述免疫器官的组成和主要功能。

2．简述抗体的生物学活性。

3．简述超敏反应的基本类型并列出临床常见疾病的名称。

4．简述细胞因子的概念及根据功能的分类。

5．比较人工自动免疫和人工被动免疫的异同。

6．简述免疫应答的基本类型和过程。

7．举例说明病毒在宿主体内播散的途径。

8．简述吞噬细胞吞噬病原菌后的结果。

9．简述白喉外毒素的作用机制。

10．举例说明病毒感染的致病机制。

11．简述并举例致病菌的感染类型及全身感染的临床常见类型。

12．列出引起常见的肠道感染的肠道杆菌（限5种菌）及其致病特点。

13．简述结核杆菌的致病性和免疫性的特点。

14．衣原体包括哪三个种？各引起哪些部位的感染？列举4种由衣原体感染所致疾病的名称。

15．分析检测HBV各指标的临床意义。

16．简述艾滋病的主要传播途径。

17．细菌致病性的强弱与哪些因素有关？

18．真菌性疾病大致包括哪些？

19．细菌外毒素主要有哪些毒性作用？各举例说明。

20．目前已发现的肝炎病毒有哪些？从传播途径上可将其分为几类？

21．简述革兰氏阳性菌和革兰氏阴性菌细胞壁结构的区别及革兰氏染色的意义。

22．什么是L型细菌？它对指导临床有何意义？

23．简述细菌合成代谢产物的种类及其在医学上的意义。

答　案

（一）名词解释

1．免疫球蛋白：具有抗体活性或化学结构与抗体相似的球蛋白。

2．病毒体：结构完整、具有感染性的病毒颗粒，特指病毒在细胞内增殖后释放到细胞外的成熟病毒颗粒，可短暂存活并感染新的宿主细胞，如HBV、HIV。

3．菌毛：某些细菌菌体表面比鞭毛更细、多、短而直的蛋白性丝状物，按功能分为普通菌毛和性菌毛。前者是细菌的黏附结构，构成细菌毒力，如淋球菌依靠菌毛黏附在尿道上皮细胞表面而致病；后者传递细菌遗传物质。

4. 质粒：细菌染色体外的遗传物质，由双股环状 DNA 构成，控制细菌非生命必须性状，如控制性菌毛的 F 质粒、控制耐药性的 R 质粒、控制毒力的 Vi 质粒等。

5. 抗原：能够刺激机体免疫系统使之产生特异性免疫应答，并能与相应免疫应答产物即抗体或效应 T 细胞在体内或体外发生特异性结合的物质。

6. 毒血症：病原菌在局部组织生长繁殖后，本身不侵入血流，只有其产生的毒素进入血流，到达易感的组织细胞，如白喉杆菌、破伤风杆菌等。

7. Dane 颗粒：HBV 是具有双层衣壳、直径为 4.2nm 的球形颗粒。因 Dane 于 1970 年在乙肝感染者的血清中首次发现，故又称 Dane 颗粒。其结构由外向内依次为外衣壳、内衣壳、核心。Dane 颗粒为 HBV 有感染性的完整颗粒。

8. 细胞因子：指由活化的免疫细胞或非免疫细胞合成分泌的、能调节细胞生理功能、介导炎症反应、参与免疫应答和组织修复等多种生物学效应的小分子多肽，是除免疫球蛋白和补体之外的又一类分泌型免疫分子。

9. 正常菌群：存在于身体各部的微生物在正常情况下对人体是有益无害的，故称为正常菌群，它对人体有营养作用、生物拮抗作用、免疫协调作用和抗肿瘤作用。

10. 免疫：指机体免疫系统识别"自己"与"非己"抗原物质，对"自己"物质耐受而排除"非己"抗原物质的生理过程。

11. 非胸腺依赖性抗原（TI-Ag）：只含 B 细胞抗原决定簇，不需要 T 细胞协助，可直接激活 B 细胞产生抗体的抗原。

12. 消毒：杀死物体上病原微生物的方法，但芽孢可能存活。注射前的皮肤用酒精棉涂抹即为消毒。

13. 真菌：一类不分根、茎、叶，不含叶绿素，具有细胞壁的真核细胞型微生物。真菌按细胞结构分为单细胞真菌和多细胞真菌（又称为霉菌），如引起各类癣症的多细胞真菌，引起深部组织感染的单细胞真菌有白色念珠菌和新型隐球菌。

14. 脓毒血症：化脓性细菌侵入血流后在血液中大量繁殖，并播散到其他组织中引起新的化脓性病灶。例如，金黄色葡萄球菌引起的脓毒血症，可导致多脏器的化脓性感染，如肝脓肿、膈下脓肿等。

15. 荚膜：某些细菌表面包裹的黏液性多糖或多肽类物质，可保护细菌抵抗体内吞噬细胞的吞噬和补体、溶菌酶的溶菌作用，是细菌的毒力构成因素之一。例如，肺炎球菌、新型隐球菌因荚膜而具有致病性。

16. 抗体：机体免疫系统受抗原刺激后，B 细胞分化成熟为浆细胞后，合成分泌的一类能与相应抗原特异性结合的具有免疫功能的球蛋白。

17. 支原体：一类缺乏细胞壁、具有多种形态、可通过滤菌器、在无生命培养基中生长的最小原核细胞型微生物。例如，引起人类非典型性肺炎的肺炎支原体和引起人类非淋菌性尿道炎的解脲脲原体。

18．侵袭力：指病原菌突破机体防御功能侵入机体，在体内定居、繁殖和扩散的能力。侵袭力与细菌表面的特殊结构和能否产生侵袭性酶有关。例如，产气荚膜杆菌具有很强的侵袭力，是因为其具有荚膜抗吞噬，还可产生多种侵袭性酶。

19．超敏反应：已被致敏的机体再次接触相应变应原后所发生的一种异常或病理的免疫反应，表现为机体生理功能紊乱或组织细胞损伤。

20．核衣壳：由病毒的核心和衣壳组成的病毒颗粒。裸露病毒体即由核衣壳组成，如脊髓灰质炎病毒。

21．抗原决定簇：存在于抗原分子表面，决定抗原特异性的特殊化学基团。它是抗原分子与相应淋巴细胞表面的抗原受体、相应抗体或效应T细胞特异性结合的部位。

22．人工自动免疫：给人体接种抗原性物质，如疫苗、类毒素等，刺激机体免疫系统产生特异性免疫的方法。此法诱导机体产生特异性免疫较慢但维持时间长，可用于预防、控制传染病。

23．败血症：病原菌侵入血流并在其中大量生长繁殖，产生毒性物质，引起严重的全身中毒症状，如高热、肝脾肿大等，严重者可导致休克死亡。鼠疫杆菌、炭疽杆菌均可引起败血症。

24．TD抗原（胸腺依赖性抗原）：胸腺依赖性抗原。含有T细胞抗原决定簇，需要在T细胞协助下才能刺激B细胞产生抗体的抗原。例如，细菌、病毒、细胞及各种蛋白质等皆是TD抗原。TD抗原既可诱导体液免疫，也可诱导细胞免疫，并能引起回忆应答。

25．抗原提呈细胞（APC）：能捕获和处理抗原，形成抗原肽-MHC分子复合物，而后将抗原肽呈递给T细胞，使其活化、增殖的一类免疫细胞。它主要包括广泛分布于组织中的巨噬细胞、脾和淋巴结中的树突状细胞、并指状细胞以及皮肤中的郎格罕细胞和B细胞。

26．微生物：体型微小、结构简单、肉眼不能直接观察到，必须经光学或电子显微镜放大后才能看到的微小生物的总称，如病毒、细菌、真菌等。

27．人工被动免疫：指直接给机体注射抗体类物质（如抗毒素、丙种球蛋白等）或其他免疫效应分子使机体迅速获得特异性免疫力的方法。

28．毒血症：细菌在入侵局部生长繁殖，产生毒素进入血流播散，到达特定靶器官或靶细胞引起损害。可产生毒血症的细菌如白喉杆菌、破伤风杆菌。

(二) 单项选择题

1．E 2．D 3．B 4．C 5．C 6．C 7．A 8．A 9．E 10．C
11．A 12．A 13．E 14．B 15．A 16．B 17．C 18．D 19．C 20．C
21．E 22．B 23．B 24．D 25．B 26．D 27．C 28．C 29．C 30．B
31．E 32．A 33．C 34．B 35．E 36．B 37．D 38．A 39．A 40．D
41．D 42．E 43．C 44．C 45．C 46．C 47．B 48．B 49．A 50．A

51. D 52. D 53. A 54. A 55. B 56. C 57. D 58. B 59. D 60. D
61. B 62. E 63. D 64. E 65. C 66. D 67. C 68. A 69. D 70. D
71. D 72. D 73. C 74. D 75. D 76. A 77. A 78. C 79. B 80. D
81. B 82. A 83. D 84. D 85. B 86. D 87. A 88. D 89. D 90. D
91. D 92. D 93. B

（三）简答题

1. 答：免疫器官按发生顺序及功能分为中枢免疫器官和周围免疫器官。

1）中枢免疫器官是免疫细胞发生、分化、成熟的场所，对外周免疫器官的发育也有促进作用。中枢免疫器官包括骨髓、腔上囊（禽类）和胸腺，前两者是 B 细胞成熟场所，后者是 T 细胞成熟场所。

2）周围免疫器官包括淋巴结、脾脏和黏膜相关淋巴组织，是免疫细胞定居、接受抗原刺激并产生免疫应答的场所。

2. 答：抗体的生物学活性主要有以下几个方面。

1）与相应抗原特异性结合：体内表现为抗菌、抗病毒、抗毒素等生物学效应；体外则可进行抗原检测。

2）激活补体：抗体和抗原结合后可激活补体，通过补体的溶菌溶病毒作用进一步发挥抗感染作用。

3）与细胞表面 Fc 受体结合：发挥调理促吞噬作用、免疫黏附作用、介导细胞毒性和超敏反应等。

4）穿过胎盘，形成婴儿的天然被动免疫。

3. 答：超敏反应的基本类型有四型。

1）Ⅰ型（速发型）超敏反应，如药物过敏性休克、常见青霉素过敏反应、过敏性哮喘和过敏性鼻炎。

2）Ⅱ型（细胞毒型）超敏反应，如新生儿溶血症、输血反应、药物过敏性血细胞减少症。

3）Ⅲ型（免疫复合物型）超敏反应，如血清病、类风湿性关节炎、系统性红斑狼疮。

4）Ⅳ型（迟发型）超敏反应，如接触性皮炎和移植排斥反应。

4. 答：细胞因子是指由活化免疫细胞和非免疫细胞合成分泌的、能调节细胞生理功能、介导炎症反应、参与免疫应答和组织修复等多种生物学效应的小分子多肽，如白细胞介素、干扰素等。细胞因子根据功能分为五类：

1）干扰素：具有抗病毒、抗肿瘤和免疫调节作用的细胞因子。

2）集落刺激因子：可刺激细胞生长的一组细胞因子。

3）白细胞介素：一组由淋巴细胞、单核吞噬细胞等免疫细胞和其他非免疫细胞产生的能介导白细胞和其他细胞间相互作用的细胞因子。

4）肿瘤坏死因子：能引起肿瘤组织出血坏死的细胞因子。其具有杀瘤、抑瘤和抗病毒作用，免疫调节作用，促进和参与炎症反应，引发恶液质。

5）生长因子：促进生长的一类细胞因子。

5. 答：人工自动免疫和人工被动免疫的比较见表 3-2-1。

表 3-2-1　比较人工自动免疫和人工被动免疫的异同

类型	人工自动免疫	人工被动免疫
接种物	抗原制剂（疫苗、类毒素）	抗体制剂或细胞因子
免疫出现时间	慢，1～4 周	快，立即产生
免疫力维持时间	长，数月至数年	短，两周至数周
用途	主要用于预防（计划免疫）	主要用于紧急预防或治疗
注射注意事项	注意接种对象、接种时间、接种方法，严格按疫苗说明书接种，注意接种后的机体反应和接种禁忌证	合理选用免疫制剂

6. 答：免疫应答的类型有正免疫应答和负免疫应答。

正免疫应答包括 T 细胞介导的细胞免疫、B 细胞介导的体液免疫、自身免疫和超敏反应。

负免疫应答又称免疫耐受。

免疫应答的基本过程如下。①感应阶段：即抗原识别阶段，指抗原呈递细胞（APC）捕获、加工、呈递抗原和抗原特异性淋巴细胞识别抗原后的启动活化阶段。②反应阶段：是抗原特异性淋巴细胞（T、B 淋巴细胞）受抗原选择性刺激后活化、增殖和分化的阶段。③效应阶段：是免疫效应细胞和免疫分子发挥效应的阶段。免疫效应分为细胞免疫效应和体液免疫效应。

7. 答：1）局部播散：播散仅局限于侵入部位附近的组织，由此引起局部或全身症状，如流感病毒向周围播散的方式是细胞-分泌液-细胞的过程。

2）血液播散：病毒进入局部增殖后进入血液而播散，即有病毒血症期，如腮腺炎病毒有一次病毒血症期。

3）神经播散：播散延神经播散，可从末梢到中枢神经系统，如狂犬病毒。

8. 答：1）完全吞噬：病原菌被吞噬后，在吞噬溶酶体中被杀灭，然后将消化后的残渣排出胞外，此为完全吞噬。

2）不完全吞噬：有些病原菌（如结核杆菌、伤寒杆菌等）属于胞内寄生后，在免疫力缺乏或低下的机体中，只被吞噬而不被杀灭，称为不完全吞噬。不完全吞噬可导致病原菌扩散。

9. 答：白喉杆菌致病物质为白喉外毒素。白喉杆菌经呼吸道传播，细菌在呼吸道黏膜表面生长繁殖，引起局部炎症，表现为在黏膜表面形成假膜，假膜脱落可阻塞呼吸道。毒素还可以入血，引起全身中毒，造成心肌、周围神经及肝、肾和肾上腺损伤。

10．答：1）细胞破坏、死亡。例如，腮腺炎病毒的触须可直接作用于细胞引起细胞病变效应，腮腺炎病毒可溶解红细胞。

2）细胞膜结构与功能改变。

3）细胞转化。例如，疱疹病毒、EB 病毒均能引起体外培养细胞发生转化。

4）包涵体形成。包涵体是病毒感染细胞的一个最具特征性的形态改变。

5）病毒引起免疫应答导致宿主细胞损伤，如肾小球肾炎就是循环免疫复合物引起的损伤。

6）导致免疫系统受损或功能降低。例如，HIV 感染机体出现体液免疫功能与细胞免疫功能降低。

7）垂直感染对胚胎发育的不良影响。例如，风疹病毒、巨细胞病毒等可引起染色畸变。

11．答：致病菌的感染类型有以下几种。

1）隐性感染：如脑膜炎球菌、结核杆菌和白喉杆菌的感染类型多为隐性感染，不出现临床症状但可获得特异性免疫。

2）显性感染：根据症状出现的快慢及持续时间长短分为急性感染和慢性感染。脑膜炎球菌、肺炎球菌、霍乱弧菌引起的感染为急性感染。结核杆菌、布氏杆菌引起的感染为慢性感染。显性感染根据病变部位又分为局部感染和全身感染。局部感染常见金黄色葡萄球菌引起的局部化脓、链球菌引起的化脓性扁桃体炎、呼吸道病毒引起的普通感冒等。

3）带菌状态和带菌者：常见伤寒杆菌和痢疾杆菌感染后体内可长期排菌，成为重要的传染源。

全身感染的常见类型：①菌血症，如伤寒杆菌感染早期有两次菌血症；②败血症，如脑膜炎球菌在血液中大量繁殖引起的全身中毒；③脓毒血症，如金黄色葡萄球菌感染引起的肝脓肿等；④毒血症，如白喉杆菌产生的外毒素可通过血液作用于心肌和肾上腺细胞等。

12．答：常见的肠道杆菌及其致病特点如下：①志贺菌属，细菌性痢疾；②沙门菌属，伤寒、副伤寒、败血症；③变形杆菌，食物中毒、泌尿系感染等；④埃希菌属，肠道外感染及急性腹泻；⑤克雷伯菌属，肺炎、泌尿系、创伤感染等。

13．答：1）致病性：结核杆菌不含有内毒素，也不含有外毒素和侵袭性酶类，没有荚膜和菌毛，致病作用与菌体成分有关。

2）免疫性：主要是细胞免疫，属于传染性免疫。

14．答：衣原体包括沙眼衣原体、肺炎衣原体、鹦鹉热衣原体三个种。沙眼衣原体可引起眼部、泌尿生殖道感染，如沙眼（或包涵体结膜炎）、非淋球菌性尿道炎（或性病淋巴肉芽肿）。肺炎衣原体和鹦鹉热衣原体可引起呼吸道感染，如肺炎、咽炎等。

15. 答：

HBsAg	HBeAg	抗HBc	抗HBe	抗HBs	临床意义
+	−	−	−	−	感染HBV，结合肝功能判断有无临床肝炎
+	+	−	−	−	急性乙肝、慢性乙肝，无症状携带者（血清传染性强）
+	+	+	−	−	急性乙肝、慢性乙肝、无症状携带者（血清传染性强）
−	−	+	+	+	乙肝恢复期
−	−	−	+	+	乙肝恢复期

16. 答：1）输入带有艾滋病病毒的血液和血制品、器官或骨髓移植、人工授精、静脉药瘾者共用注射器及针头。

2）同性或异性间的性接触。

3）母婴垂直或围产期接触传播。

17. 答：1）细菌致病性的强弱主要与细菌的毒力和机体抵抗力有关。机体抵抗力降低，正常菌群可转化为条件致病菌。

2）细菌的毒力由细菌的侵袭力和毒素构成。

3）细菌的侵袭力由具有黏附或抗吞噬作用的菌体表面结构和侵袭性酶构成。例如，肺炎球菌主要靠荚膜抗吞噬致病，痢疾杆菌主要靠菌毛黏附在黏膜上皮细胞，金黄色葡萄球菌的血浆凝固酶可抗吞噬等。

4）细菌的毒素又分为内毒素和外毒素。例如，伤寒沙门菌依靠内毒素致病，霍乱弧菌主要靠外毒素致病。

18. 答：1）致病性真菌感染：包括浅部真菌和深部真菌感染，主要是外源性感染。

2）条件致病性真菌感染：当机体局部或全身免疫功能降低及菌群失调时，某些真菌如白色念珠菌可引起感染。

3）真菌毒素中毒：某些真菌在其生长繁殖过程中可产生毒素，如黄曲霉菌产生黄曲霉毒素，误食后引起中毒。

4）过敏性真菌病：各种真菌的孢子或其代谢产物可变成变应原，引起超敏反应，如荨麻疹等。

19. 答：1）细胞毒素，如白喉杆菌产生的白喉毒素，可抑制细胞的蛋白质合成，引起靶细胞坏死，如心肌损伤、肾上腺出血、外周神经麻痹等。

2）神经毒素，如破伤风杆菌产生的痉挛毒素，可阻断神经元之间抑制性递质的传递，导致骨骼肌强直性痉挛。

3）肠毒素，如霍乱弧菌产生的霍乱肠毒素，可激活肠黏膜上皮细胞膜上的腺苷酸环化酶，使细胞分泌功能亢进而导致腹泻。又如，金黄色葡萄球菌产生的肠毒素，可刺激呕吐中枢和肠壁，引起以呕吐为主的食物中毒。

20．答：1）肝炎病毒主要侵犯肝细胞并引起病毒性肝炎。目前已发现并研究较多的肝炎病毒有甲、乙、丙、丁、戊和庚六个型。

2）从传播途径上可将其分为两类：①粪—口途径传播，有甲型和戊型；②以血液和血制品、母婴及性传播为主要途径，有乙型、丙型、丁型和庚型。

21．答：G^+菌细胞壁由黏肽和穿插于其内的磷壁酸组成。G^-细胞壁由内向外依次由黏肽、脂蛋白、外膜、脂多糖等多种成分组成。经革兰氏染色可将细菌分为G^+菌与G^-菌，有助于鉴定细菌、指导临床选择药物，有助于研究和了解细菌的致病性等。

22．答：L型细菌是一种细菌形态结构的变异，是细菌在某些因素如青霉素的作用下，细胞壁的合成受到抑制而形成的细胞壁缺陷型细菌。临床治疗细菌感染若抗生素用量不足，可诱导患者体内的细菌发生L型变异。L型细菌仍可引起感染且对原有抗生素耐药。遇常规细菌培养阴性的感染时应采取高渗培养基分离L型细菌。

23．答：细菌在生长繁殖过程中除了能合成菌体自身结构成分之外，还具有以下作用。

1）合成与致病有关的毒素、侵袭性酶类及热原质；

2）合成与鉴别细菌有关的色素；

3）抑制或杀灭某些其他微生物的抗生素、细菌素；

4）合成供人体利用的多种维生素，如维生素B、维生素K等。

附　　录

附录一　染色液的配制

一、吕氏（Loeffler）碱性美蓝染色液

溶液	成分	剂量	方法
A液	美蓝（methylene blue） 95%乙醇	0.6g 30mL	分别配制A液和B液，配好后混合即可
B液	KOH 蒸馏水	0.01g 100mL	

二、齐氏（Ziehl）石炭酸复红染色剂

溶液	成分	剂量	方法
A液	碱性复红（basic fuchsin） 95%乙醇	0.3g 10mL	将碱性复红研磨后，逐渐加入95%乙醇，继续研磨使其溶解，配成A液。
B液	石炭酸 蒸馏水	5.0g 95mL	将石炭酸溶解于水中，配成B液。 混合A液和B液即成。通常可将此混合液稀释5~10倍使用，稀释液易变质失效，一次不宜多配

三、革兰氏（Gram）染色液

1. 草酸铵结晶紫染色液

溶液	成分	剂量	方法
A液	结晶紫（crystal violet） 95%乙醇	2g 20mL	混合A液和B液，静置48h后使用
B液	草酸铵（ammonium oxalate） 蒸馏水	0.8g 80mL	

2. 卢戈氏（Logol）碘液

成分	剂量	方法
碘片 碘化钾 蒸馏水	1g 2g 300mL	先将碘化钾溶解在少量水中，再将碘片溶解在碘化钾溶液中，待碘全溶后，加足水分即成

3. 95%乙醇溶液

购买现成的95%乙醇溶液。

4. 番红复染色液

成分	剂量	方法
番红（safranine O）	2.5g	取上述配好的番红乙醇溶液10mL与80mL蒸馏水混匀即成
95%乙醇	100mL	

四、芽孢染色液

1. 孔雀绿染色液

成分	剂量
孔雀绿（malachite green）	5g
蒸馏水	100mL

2. 番红水溶液

成分	剂量
番红	0.5g
蒸馏水	100mL

3. 苯酚品红溶液

成分	剂量	方法
碱性品红	11g	取上述溶液10mL与100mL 5%的苯酚溶液混合，过滤备用
无水乙醇	100mL	

4. 黑色素（nigrosin）溶液

成分	剂量	方法
水溶性黑色素	10g	称取10g黑色素溶于100mL蒸馏水中，置沸水浴中30min后，滤纸过滤两次，补加水到100mL，加0.5mL甲醛，备用
蒸馏水	100mL	

五、荚膜染色液

1. 黑色素水溶液

成分	剂量	方法
黑色素	5g	将黑色素在蒸馏水中煮沸5min，然后加入福尔马林作防腐剂
蒸馏水	100mL	
福尔马林（40%甲醛溶液）	0.5mL	

2. 番红染色液

与革兰氏染色液中番红复染色液的配制相同。

六、鞭毛染色液

1. 硝酸银鞭毛染色液

溶液	成分	剂量	方法
A液	单宁酸 $FeCl_3$ 蒸馏水 福尔马林（15%） NaOH	5g 1.5g 100mL 2mL 1mL	冰箱内可保存3～7d，延长保存期会产生沉淀，但用滤纸除去沉淀后，仍能使用
B液	$AgNO_3$ 蒸馏水	2g 100mL	待$AgNO_3$溶解后，取出10mL备用，向其余的90mL $AgNO_3$中滴入浓NH_4OH，使之成为很浓厚的悬浮液，再继续滴加NH_4OH，直到新形成的沉淀又重新刚溶解为止。再将备用的10mL $AgNO_3$慢慢滴入，则出现薄雾，但轻轻摇动后，薄雾状沉淀又消失，再滴入$AgNO_3$，直到摇动后仍呈现轻微而稳定的薄雾状沉淀为止。冰箱内保存通常10d仍可使用。如雾重，则银盐沉淀析出，不宜使用

2. Leifson氏鞭毛染色液

溶液	成分	剂量	方法
A液	碱性复红 95%乙醇	1.2g 100mL	临时前将A、B、C液等量混合均匀后使用。三种溶液分别于室温保存可保存几周，若分别置冰箱保存，可保存数月。混合液装密封瓶内置冰箱几周仍可使用
B液	单宁酸 蒸馏水	3g 100mL	
C液	NaCl 蒸馏水	1.5g 100mL	

七、富尔根氏核染色液

1. 席夫氏（Schiff）试剂

将1g碱性复红加入200mL煮沸的蒸馏水中，振荡5min，冷至50℃左右过滤，再加入1mol/L HCl 120mL，摇匀。等冷至25℃，加$Na_2S_2O_5$（偏重亚硫酸钠）3g，摇匀后装在棕色瓶中，用黑纸包好，放置暗处过夜，此时试剂应为淡黄色（如为粉红色，则不能用），再加中性活性炭过滤，滤液振荡1min后，再过滤，将此滤液置冷暗处备用（注意：过滤需在避光条件下进行）。

在整个过程中所用的一切器板都需十分洁净、干燥，以除去还原性物质。

2. Schandium 固定液

A 液：饱和升汞水溶液。

50mL 升汞水溶液加 95%乙醇 25mL 混合即得。

B 液：冰醋酸。

取 A 液 9mL+B 液 1mL，混匀后加热至 60℃。

3. 亚硫酸水溶液

10%偏重亚硫酸钠水溶液 5mL，1mol/L HCl 5mL，加蒸馏水 100mL 混合即得。

八、乳酸石炭酸棉蓝染色液

成分	剂量	方法
石炭液	10g	将石炭酸加在蒸馏水中加热溶解，然后加入乳酸和甘油，最后加入棉蓝，使其溶解即成
乳酸（相对密度1.21）	10mL	
甘油	20mL	
蒸馏水	10mL	
棉蓝（cotton blue）	0.02g	

九、瑞氏（Wright）染色液

成分	剂量	方法
瑞氏染料粉末	0.3g	将染料粉末置于干燥的乳钵内研磨，先加甘油，后加甲醇，放玻璃瓶中过夜，过滤即可
甘油	3mL	
甲醇	97mL	

十、美蓝（Ldvositz Weber）染色液

在 52mL 95%乙醇和 44mL 四氯乙烷的三角烧瓶中，慢慢加入 0.6g 氯化美蓝，旋摇三角烧瓶，使其溶解。放 5～10℃下，12～24h，然后加入 4mL 冰醋酸。用质量好的滤纸过滤。储存于清洁的密闭容器内。

十一、姬姆萨（Giemsa）染色液

成分	剂量	方法
姬姆萨染料	0.5g	将姬姆萨染料研细，然后边加入甘油边继续研磨，最后加入甲醇混匀，放 56℃ 1～24h 后，即为姬姆萨储存液。临用前在 1mL 姬姆萨储存液中加入 pH 7.2 磷酸缓冲液 20mL，配成使用液
甘油	33mL	
甲醇	33mL	

十二、Jenner（May-Grunwald）染色液

0.25g Jenner 染料经研细后加甲醇 100mL。

附录二　常用培养基的配制

一、牛肉膏蛋白胨培养基（培养细菌用）

成分	剂量	pH
牛肉膏	3g	
蛋白胨	10g	
NaCl	5g	7.0～7.2
琼脂	15～20g	
水	1000mL	

二、高氏（Gause）Ⅰ号培养基（培养放线菌用）

成分	剂量	pH	方法
可溶性淀粉	20g		
KNO_3	1g		
NaCl	0.5g		配制时，先用少量冷水将淀粉调成糊状，倒入煮沸的
K_2HPO_4	0.5g	7.2～7.4	水中，在火上加热，边搅拌边加入其他成分，熔化后，
$MgSO_4$	0.5g		补足水分至 1000mL。121℃灭菌 20min
$FeSO_4$	0.01g		
琼脂	20g		
水	1000mL		

三、查氏（Czapek）培养基（培养霉菌用）

成分	剂量	pH	方法
$NaNO_3$	2g		
K_2HPO_4	1g		
KCl	0.05g		
$MgSO_4$	0.05g	自然	121℃灭菌 20min
$FeSO_4$	0.01g		
蔗糖	30g		
琼脂	15～20g		
水	1000mL		

四、马丁氏（Martin）琼脂培养基（分离真菌用）

成分	剂量	pH	方法
葡萄糖	10g	自然	112℃灭菌 30min。 临用前加入 0.03%链霉素稀释液 100mL，使每毫升培养基含链霉素 30μg
蛋白胨	5g		
KH_2PO_4	1g		
$MgSO_4 \cdot 7H_2O$	0.5g		
1/3000 孟加拉红（rose bengal，玫瑰红水溶液）	100mL		
琼脂	15~20g		
蒸馏水	800mL		

五、马铃薯培养基（简称 PDA）（培养真菌用）

成分	剂量	pH	方法
马铃薯	200g	自然	马铃薯去皮，切成块煮沸 30min，然后用纱布过滤，再加糖及琼脂，熔化后补足水至 1000mL。121℃灭菌 30min
蔗糖（或葡萄糖）	20g		
琼脂	15~20g		
水	1000mL		

六、麦芽汁琼脂培养基

1）取大麦或小麦若干，用水洗净，浸水 6~12h，至 15℃阴暗处发芽，上盖纱布一块，每日早、中、晚淋水一次，麦根伸长至麦粒的两倍，即停止发芽，摊开晒干或烘干，储存备用。

2）将干麦芽磨碎，一份麦芽加四份水，在 65℃水浴锅中保温 3~4h，使其自行糖化，糖化程度可用碘滴定。

3）将糖化液用 4~6 层纱布过滤，滤液如浑浊不清，可用鸡蛋白澄清，方法是将一个鸡蛋白加水约 20mL，调匀至生泡沫时为止，然后倒在糖化液中搅拌煮沸后再过滤。

4）将滤液稀释到 5~6°Bé，pH 约 6.4，加入 2%琼脂即成。

121℃灭菌 20min。

七、无氮培养基（自生固氮菌、钾细菌）

成分	剂量	pH	方法
甘露醇（或葡萄糖）	10g	7.0~7.2	113℃灭菌 30min
KH_2PO_4	0.2g		
$MgSO_4 \cdot 7H_2O$	0.2g		
NaCl	0.2g		
$CaSO_4 \cdot 2H_2O$	0.2g		
$CaCO_3$	5g		
蒸馏水	1000mL		

八、半固体肉膏蛋白胨培养基

成分	剂量	pH	方法
肉膏蛋白胨液体培养基 琼脂	100mL 0.35～0.4g	7.6	121℃灭菌 30min

九、合成培养基

成分	剂量	pH	方法
$(NH_4)_3PO_4$ KCl $MgSO_4·7H_2O$ 豆芽汁 琼脂 蒸馏水	1g 0.2g 0.2g 10mL 20g 1000mL	7.0	加 12mL 0.04%的溴甲酚紫（pH 5.2～6.8，颜色由黄变紫，作指示剂）。121℃灭菌 20min

十、豆芽汁蔗糖（或葡萄糖）培养基（适用于霉菌、酵母菌）

成分	剂量	pH	方法
黄豆芽 蔗糖（或葡萄糖） 水	100g 50g 1000mL	自然	称新鲜豆芽100g，放入烧杯，加水1000mL，煮沸30min，用纱布过滤。用水补足原量，再加入蔗糖（或葡萄糖）50g，煮沸溶解。121℃灭菌 20min

十一、油脂培养基

成分	剂量	pH	方法
蛋白胨 牛肉膏 NaCl 香油或花生油 1.6%中性红水溶液 琼脂 蒸馏水	10g 5g 5g 10g 1mL 15～20g 1000mL	7.2	121℃灭菌 20min

【注意】

1）不能使用变质油。
2）油和琼脂及水先加热。
3）调好 pH 后，再加入中性红。
4）分装时不断搅拌，使油均匀分布于培养基中。

十二、淀粉培养基（淀粉水解实验用）

成分	剂量	方法
蛋白胨	10g	121℃灭菌 20min
NaCl	5g	
牛肉膏	5g	
可溶性淀粉	2g	
蒸馏水	1000mL	
琼脂	15～20g	

十三、明胶培养基（明胶液化实验用）

成分	剂量	pH	方法
牛肉膏蛋白胨液	100mL	7.2～7.4	在水浴锅中将上述成分熔化，不断搅拌。熔化后调 pH 为7.2～7.4，121℃灭菌 30min
明胶	12～18g		

十四、蛋白胨水培养基（吲哚实验用）

成分	剂量	pH	方法
蛋白胨	10g	7.6	121℃灭菌 20min
NaCl	5g		
蒸馏水	1000mL		

十五、糖发酵培养基

成分	剂量	pH	方法
蒸馏水	1000mL	7.6	另配20%糖溶液（葡萄糖、乳糖、蔗糖等）各10mL。 制法： 1) 将上述含指示剂的蛋白胨水培养基（pH 7.6）分装于试管中，在每管内放一倒置的小玻璃管（durham tube），使充满培养液。 2) 将已分装好的蛋白胨水和20%的各种糖溶液分别灭菌，蛋白胨水 121℃灭菌 20min；糖溶液 112℃灭菌 30min。 3) 灭菌后，每管以无菌操作分别加入 20%的无菌糖溶液 0.5mL（按每 10mL 培养基中加入 20%的糖液 0.5%，则成 1%的浓度）
1.6%溴甲酚紫乙醇溶液	1～2mL		

十六、葡萄糖蛋白胨水培养基（VP 及 MR 实验用）

成分	剂量	方法
蛋白胨	5g	将上述各成分溶于 1000mL 水中，调 pH 为 7.0～7.2，过滤。分装试管，每管 10mL，112℃灭菌 30min
葡萄糖	5g	
K_2HPO_4	2g	
蒸馏水	1000mL	

十七、麦式（Meclary）琼脂（酵母菌）

成分	剂量	方法
葡萄糖	1g	
KCl	1.8g	
酵母浸膏	2.5g	113℃灭菌20min
醋酸钠	8.2g	
琼脂	15～20g	
蒸馏水	1000mL	

十八、柠檬酸盐培养基（柠檬酸盐利用实验用）

成分	剂量	方法
$NH_4H_2PO_4$	1g	
K_2HPO_4	1g	
KCl	5g	将上述各成分加热溶解后，调pH至6.8，然后加入指示剂，摇匀，用
$MgSO_4$	0.2g	脱脂棉过滤。制成后为黄绿色，分装试管，121℃灭菌20min后制成斜
柠檬酸钠	2g	面。注意配制时控制好pH，不要过碱，以黄绿色为基准
琼脂	15～20g	
蒸馏水	1000mL	
1%溴香草酚蓝乙醇溶液	10mL	

十九、醋酸铅培养基

成分	剂量	方法
pH 7.4的牛肉膏蛋白胨琼脂	100mL	将牛肉膏蛋白胨琼脂培养基100mL加热溶解，待冷至60℃时加入硫代
硫代硫酸钠	0.25g	硫酸钠0.25g；调至pH 7.2，分装于三角烧瓶中，115℃灭菌15min。取
10%醋酸铅水溶液	1mL	出后待冷至55～60℃，加入10%醋酸铅水溶液（无菌）1mL，混匀后倒入灭菌试管或平板中

二十、血琼脂培养基

成分	剂量	方法
pH 7.6的牛肉膏蛋白胨琼脂	100mL	酱牛肉膏蛋白胨琼脂加热熔化，待冷至50℃时，加入无菌脱纤维羊血
脱纤维羊血（或兔血）	10mL	（或兔血）摇匀后倒平板或制成斜面。37℃过夜，检查无菌生长即可使用

二十一、玉米粉蔗糖培养基

成分	剂量	方法
玉米粉	60g	
KH_2PO_4	3g	
维生素B_1	100mg	121℃灭菌30min，维生素B_1单独灭菌15min后另加
蔗糖	10g	
$MgSO_4 \cdot 7H_2O$	1.5g	
水	1000mL	

二十二、酵母膏麦芽汁琼脂

成分	剂量	方法
麦芽粉	3g	
酵母浸膏	0.1g	121℃灭菌20min
水	1000mL	

二十三、玉米粉综合培养基

成分	剂量	方法
玉米粉	5g	
KH_2PO_4	0.3g	
酵母浸膏	0.3g	121℃灭菌30min
葡萄糖	1g	
$MgSO_4·7H_2O$	0.15g	
水	1000mL	

二十四、棉籽壳培养基

棉籽壳50%，石灰粉1%，过磷酸钙1%，水65%～70%，按比例称好料，充分拌匀后装瓶，较薄地平摊在盘上。

二十五、复红亚硫酸钠培养基（远藤氏培养基）

成分	剂量	方法
蛋白胨	10g	先将琼脂加入900mL蒸馏水中，加热溶解，再加入磷酸氢二钾及蛋白胨，使溶解，补足蒸馏水至1000mL，调pH至7.2～7.4。加入乳糖，溶解后，115℃灭菌20min。称取亚硫酸钠置一无菌空试管中，加入无菌水少许使其溶解，再在水浴中煮沸10min后，立刻滴加于20mL 5%碱性复红乙醇溶液中，直至深红色褪成淡粉红为止。将此亚硫酸钠与碱性复红的混合液全部加至上述已灭菌并仍保持熔化状态的培养基中，充分混匀，倒平板，放冰箱备用。储存时间不宜超过两周
乳糖	10g	
K_2HPO_4	3.5g	
琼脂	20～30g	
蒸馏水	1000mL	
无水亚硫酸钠	5g左右	
5%碱性复红乙醇溶液	20mL	

二十六、伊红美蓝培养基（EMB培养基）

成分	剂量	方法
蛋白胨水琼脂培养基	100mL	将已灭菌的蛋白胨水琼脂培养基（pH 7.6）加热熔化，冷却至60℃左右时，再把已灭菌的乳糖溶液、伊红水溶液及美蓝水溶液按上述量以无菌操作加入。摇匀后，立即倒平板。乳糖在高温下易被破坏，必须严格控制灭菌温度，115℃灭菌20min
20%乳糖溶液	2mL	
2%伊红水溶液	2mL	
0.5%美蓝水溶液	1mL	

二十七、乳糖蛋白胨培养液（水的细菌学检查用）

成分	剂量	方法
蛋白胨	10g	
牛肉膏	3g	将蛋白胨、牛肉膏、乳糖及NaCl加热溶解于1000mL蒸馏水中，调pH
乳糖	5g	至7.2～7.4。加入1.6%溴甲酚紫乙醇溶液1mL，充分混匀，分装于有
NaCl	5g	小倒管的试管中。115℃灭菌20min
1.6%溴甲酚紫乙醇溶液	1mL	
蒸馏水	1000mL	

二十八、石蕊牛奶培养基

成分	剂量	pH	方法
牛奶粉	100g		
石蕊	0.075g	6.8	121℃灭菌15min
水	1000mL		

二十九、LB（Luria-Bertani）培养基

成分	剂量	pH	方法
蛋白胨	10g		
酵母膏	5g	7.0	121℃灭菌20min
NaCl	10g		
蒸馏水	1000mL		

三十、基本培养基

成分	剂量	pH	方法
K_2HPO_4	10.5g		121℃灭菌20min。
KH_2PO_4	4.5g		需要时灭菌后加入：糖（20%）10mL，维生素B_1（硫
$(NH_4)_2SO_4$	1g	自然	胺素）（1%）0.5mL，$MgSO_4 \cdot 7H_2O$（20%）1mL，链霉
柠檬酸钠·$2H_2O$	0.5g		素（50mg/mL）4mL（终浓度200μg/mL），氨基酸
蒸馏水	1000mL		（10mg/mL）4mL（终浓度40μg/mL）

三十一、疱肉培养基

1）取已去除肌膜、脂肪的牛肉500g，切成小方块，置1000mL蒸馏水中，以弱火煮1h，用纱布过滤，挤干肉汁，将肉汁保留备用。将肉渣用绞肉机绞碎，或用刀切成细粒。

2）将保留的肉汁加蒸馏水，使总体积为2000mL，加是蛋白胨20g、葡萄糖2g、氯化钠5g、机绞碎的肉渣，置烧瓶摇匀，加热使蛋白胨熔化。

3）取上层溶液测量pH，并调整其达到8.0，在烧瓶壁上用记号笔标示瓶内液体高

度，121℃灭菌 15min 后补足蒸发的水分，重新调整 pH 为 8.0，再煮沸 10～20min，补足水量后调整 pH 至 7.4。

三十二、硝酸盐培养基（硝酸盐还原实验用）

成分	剂量	pH	方法
肉汤蛋白胨培养基 KNO_3	1000mL 1g	7.0～7.4	将上述成分加热溶解，调 pH 至 7.6 过滤，分装试管，15lb/in² 灭菌 20min

三十三、H_2S 实验用培养基

成分	剂量	pH	方法
蛋白胨	20g		
NaCl	5g		
柠檬酸铁铵	0.5g	7.2	先将琼脂、蛋白胨熔化，冷却到 60℃加入其他成分。分装试管，8lb/in²，灭菌 15min 备用
$Na_2S_2O_3$	0.5g		
琼脂	15～20g		
蒸馏水	1000mL		

三十四、丁酸菌培养基（用于厌氧培养基）

成分	剂量	pH	方法
蛋白胨	10g		
牛肉膏	5g		
葡萄糖	30g		
NaCl	0.5g		
$(NH_4)_2SO_4$	1g	自然	$5.8×10^4$Pa 灭菌 20min，加 2%琼脂即可
$FeSO_4·7H_2O$	0.1g		
$MgSO_4·7H_2O$	0.3g		
$CaCO_3$	30g		
蒸馏水	1000mL		

三十五、RCM 培养基［强化梭菌培养基（用于厌氧菌培养）］

成分	剂量	pH	方法
酵母膏	3g		
牛肉膏	10g		
蛋白胨	10g		
可溶性淀粉	1g		
葡萄糖	5g	8.5	121℃湿热灭菌 30min
半胱氨基酸	0.5g		
NaAc	3g		
NaCl	3g		
蒸馏水	1000mL		
刃天青	3mg/L		

三十六、TYA 培养基（用于厌氧菌培养）

成分	剂量	pH	方法
葡萄糖	40g		
牛肉膏	2g		
酵母膏	2g		
胰蛋白胨	6g		
$FeSO_4 \cdot 7H_2O$	0.01g	6.5	121℃湿热灭菌 30min
醋酸铵	3g		
蒸馏水	1000mL		
KH_2PO_4	0.5g		
$MgSO_4 \cdot 7H_2O$	0.2g		

三十七、玉米浆培养基

成分	剂量	方法
玉米粉	65g	混匀，煮 10min 成糊状，pH 自然，121℃湿热灭菌 30min
自来水	1000mL	

三十八、无碳基础培养基

成分	剂量	pH	方法
$(NH_4)_2SO_4$	5g		
$CaCl_2$	0.1g		
KH_2PO_4	1g		加入 2%水洗琼脂即成固体培养基。于 121℃湿热下灭
酵母膏	0.2g	6.5	菌 20min。此培养基适用于测定酵母菌对碳源的利用
NaCl	0.1g		（加待测碳源 2%）
蒸馏水	1000mL		
$MgSO_4 \cdot 7H_2O$	0.5g		

三十九、无氮基础培养基

成分	剂量	pH	方法
葡萄糖	20g		
K_2HPO_4	1g		
$MgSO_4 \cdot 7H_2O$	0.5g		在 6.86×1000Pa 压力下灭菌 20min。此培养基适用于测
酵母膏 0.5g 或 20%豆芽汁	20mL	6.5	定酵母菌对氮源的利用（加被测氮源 0.5%）
水洗琼脂	20g		
无氮蒸馏水	1000mL		

四十、乳糖胆盐发酵培养基（大肠菌群检验）

成分	剂量	pH	方法
蛋白胨	20g		将蛋白胨、乳糖、猪胆盐加热溶解于1000mL 蒸馏水中，调 pH 至 7.2~7.4，加入 0.04%溴甲酚紫 25mL，充分混匀，分装于有小倒管的试管中。115℃灭菌 20min
乳糖	10g		
猪胆盐	5g	7.4	
0.04%溴甲酚紫水溶液	25mL		
蒸馏水	1000mL		

附录三　洗液的配制与使用

1. 铬酸洗液

（1）铬酸洗液的配制

洗液	成分	剂量	方法
浓溶液	重铬酸钠或重铬酸钾（工业用）	50g	配法都是将重铬酸钠或重铬酸钾先溶解于自来水中，可慢慢加温，使溶解，冷却后徐徐加入浓硫酸，边加边搅动。配好后的洗液应是棕红色或橘红色，储存于有盖容器内
	自来水	50mL	
	浓硫酸（工业用）	800mL	
稀溶液	重铬酸钠或重铬酸钾（工业用）	50g	
	自来水	850mL	
	浓硫酸（工业用）	100mL	

（2）原理

重铬酸钠或重铬酸钾与硫酸作用后形成铬酸。铬酸的氧化能力极强，因而此液具有极强的去污作用。

（3）使用注意事项

1）洗液中的硫酸具有强腐蚀作用，玻璃器板浸泡时间太长，会使玻璃变质，因此要将器板取出冲洗。洗液若沾污衣服和皮肤应立即用水冲洗，再用苏打水或氨液冲洗。如果溅到桌椅上，应立即用水洗去或用湿布抹去。

2）玻璃器板投入前，应该尽量干燥，避免洗液稀释。

3）此液的使用仅限于玻璃和瓷质器板，不适于金属和塑料器板。

4）有大量有机质的器板应先行擦洗，然后再用洗液。这是因为有机质过多，会加快洗液失效。此外，洗液虽然为很强的去污剂，但也不是所有的污迹都可以清除。

5）盛洗液的容器应始终加盖，以防氧化变质。

6）洗液可反复使用，但当其变为墨绿色时即已失效，不能再用。用少量洗液刷洗或浸泡一夜，洗液可重复使用。

2. 碱性洗液

10%氢氧化钠水溶液或乙醇溶液。水溶液加热（可煮沸）使用，其去油效果较好。

注意：煮的时间太长会腐蚀玻璃，碱-乙醇洗液不要加热。

3. 碱性高锰酸钾洗液

4g 高锰酸钾溶于水中，加入 10g 氢氧化钠，用水稀释至 100mL。洗涤油污或其他有机物，洗后容器沾污处有褐色二氧化锰析出，再用浓盐酸或草酸洗液、硫酸亚铁、亚硫酸钠等还原剂去除。

4. 草酸洗液

5～10g 草酸溶于 100mL 水中，加入少量浓盐酸。洗涤高锰酸钾洗液后产生的二氧化锰，必要时加热使用。

5. 碘-碘化钾洗液

1g 碘和 2g 碘化钾溶于水中，用水稀释至 100mL。洗涤用过硝酸银滴定液后留下的黑褐色沾污物，也可用于擦洗沾过硝酸银的白瓷水槽。

6. 有机溶剂

苯、乙醚、二氯乙烷等。可洗去油污或可溶于该溶剂的有机物质，使用时要注意其毒性及可燃性。用乙醇配制的指示剂干渣及比色皿，可用盐酸-乙醇（1：2）洗液洗涤。

7. 沉淀物洗液

AgCl：1：1 氨水或 10% $Na_2S_2O_3$ 水溶液。
$BaSO_4$：100℃浓硫酸或用 EDTA NH_3 水溶液（3% EDTA 二钠盐 500mL 与浓氨水 100mL 混合）加热近沸。
汞渣：热浓硝酸。
有机物质：铬酸洗液浸泡或温热洗液抽洗。
脂肪：四氯化碳或其他适当的有机溶剂。

8. 洗消液

检验致癌性化学物质的器皿，为了防止对人体的侵害，在洗刷之前应使用对这些致癌性物质有破坏分解作用的洗消液进行浸泡，然后进行洗涤。

在食品检验中经常使用的洗消液有 1%或 5%次氯酸钠（NaOCl）溶液、20% HNO_3 和 2% $KMnO_4$ 溶液。

1%或 5% NaOCl 溶液：用 1% NaOCl 溶液对污染的玻璃仪器浸泡半天或用 5% NaOCl 溶液浸泡片刻后，即可达到破坏黄曲霉毒素的作用。配法为，取漂白粉 100g，加水 500mL，搅拌均匀，另将工业用 Na_2CO_3 80g 溶于温水 500mL 中，再将两液混合、搅拌，澄清后过滤，此滤液含 NaOCl 2.5%；若用漂粉精配制，则 Na_2CO_3 的质量应加倍。

20% HNO_3 溶液和 2% $KMnO_4$ 溶液对苯并(a)芘有破坏作用，被苯并(a)芘污染的玻璃仪器可用 20% HNO_3 浸泡 24h，取出后用自来水冲去残存酸液，再进行洗涤。被苯并(a)芘污染的乳胶手套及微量注射器等可用 2% $KMnO_4$ 溶液浸泡 2h 后，再进行洗涤。

9. 特殊要求的洗涤方法

在用一般方法洗涤后再用蒸汽洗涤是很有效的。有的实验要求用蒸汽洗涤，方法是在烧瓶上安装一个蒸汽导管，将要洗的容器倒置在上面用水蒸气吹洗。

做痕量金属分析时对仪器要求很高，要求洗去微克级的杂质离子，洗净的仪器还要浸泡至 1∶1 盐酸或 1∶1 硝酸中数小时至 24h，以免吸附无机离子，然后用纯水冲洗干净。有的仪器需要在几百摄氏度下烧净，以达到痕量分析的要求。

10. 洗涤仪器的一般步骤

1）用水刷洗：使用用于各种形状仪器的毛刷，如试管刷、瓶刷、滴定管刷等，首先用毛刷蘸水刷洗仪器，用水冲去可溶性物质及刷去表面黏附的灰尘。

2）用合成洗涤水刷洗：最常用的洁净剂有肥皂、合成洗涤剂（如洗衣粉）、洗液（清洁液）、有机溶剂等，可配制成 1%～2%的水溶液，也可用 5%的洗衣粉水溶液刷洗仪器，它们都有较强的去污能力，必要时可温热或短时间浸泡。

【注意】进行荧光分析时，玻璃仪器应避免使用洗衣粉洗涤（因洗衣粉含有荧光增白剂，会给分析结果带来误差）。

3）洗液多用于不能用毛刷刷洗的玻璃仪器，如滴定管、移液管、容量瓶、比色管、玻璃垂熔漏斗、凯氏烧瓶等特殊要求与形状的玻璃仪器；将其浸泡过夜，次日再用自来水冲洗干净，对于作痕量金属分析的玻璃仪器，再使用 1∶9 HNO_3 溶液浸泡过夜，最后用蒸馏水洗涤三次（用蒸馏水冲洗时，要用顺壁冲洗的方法并充分振荡，经蒸馏水冲洗后的仪器，用指示剂检查应为中性）。

4）洗涤的仪器倒置时，水流出后，器壁应不挂小水珠；至此再用少许纯水冲仪器三次，洗去自来水带来的杂质，滤净水，烘干（105～110℃烘 1h）备用。

11. 玻璃仪器的保管

仪器用完后要及时洗涤干净，放回原处，要分门别类存放在实验柜中，要放置稳妥，高的、大的仪器放在里面，需长期保存的磨口仪器要在磨口处垫一张纸片，以免日久粘住。

1）磨口仪器，如容量瓶、碘（量）瓶、分液漏斗等，使用前应用小绳将其拴好，以免打破或互相碰撞。暂时不用的磨口仪器，磨口处要垫一纸片，用橡皮圈或皮筋拴好塞子保存。

2）仪器应按种类、规格顺序存放，并尽可能倒置。这样既可自然沥干，又能防尘。烧杯等可直接倒扣在实验柜内。锥形瓶、烧瓶、量筒等可在柜子的隔板钻孔，将仪器倒置于孔中。

3）移液管、吸量管可在洗净后，用滤纸包住两端，置于移液管架上（横式）；如为竖式管架，可将整个架子加罩防尘。

4）成套的专用仪器，如索氏提取器、凯氏定氮仪等，用完后要及时洗涤干净，存放于专用的包扎盒中。

5）小件仪器可放在带盖的托盘中，盘内要垫层洁净滤纸。

附录四 酚的重蒸馏与饱和

一、酚的蒸馏

1）在通风橱内安装固定好蒸馏装置。

2）65℃水浴中，将固体酚溶解，若加10%的水（2kg酚加200mL水）可加速酚溶解。

3）用漏斗将已溶解的2kg酚倒入蒸馏瓶中，加入50颗沸石。

4）将石棉布缠绕蒸馏瓶上颈的上端，开始加热，通过变压器调节加热效力。

5）在120℃时，蒸馏冷凝管中流出较混浊的液体弃之。

6）到160℃时，出现清澈的液体酚，开始收集，维持加热，保持温度不超过180℃。

7）当蒸馏瓶剩下约100mL酚时，停止加热，逐渐冷却。注意：蒸馏残留物易爆炸。

8）停止蒸馏后，拆除装置，将残留物倒掉，用热水洗刷瓶底的残渣，然后用乙醇洗净。蒸馏的酚以200mL一瓶进行分装，-20℃保存，可在几年内保证酚无氧化。

二、酚的饱和

1）从低温冰箱中取出重蒸酚后，室温放置一段时间，移至68℃水浴中熔化，勿立即放入68℃水浴中，以免玻璃炸裂。

2）加8-羟基喹啉至终浓度为0.1%（质量浓度），溶液混匀，此时溶液呈淡黄色，小心将酚倒入分液漏斗中。

3）加入等体积的1mol/L Tris-HCl（pH 8.0）缓冲液，立即加盖，激烈振荡，并加入固体Tris摇匀调pH（一般是100mL，加1～2g固体Tris）静置分层后，测下层酚相的pH为7.6～7.8，收集下层的黄色酚液，分装于棕色试剂瓶中。

4）加入10%的缓冲液（0.1%mol/L Tris-HCl，pH 8.0）覆盖在酚液的表面，置4℃可保存1个月以上。

参 考 文 献

陈辉芳，等，2011．《医药微生物与免疫学》课程工学结合教改研究[J]．海峡药学，23（10）：225-226．

陈金春，陈国强，2005．微生物学实验指导[M]．北京：清华大学出版社．

郭成栓，2016．生物化学[M]．重庆：重庆大学出版社．

郭焱，许礼发，李妍，2014．微生物学与免疫学实验教程[M]．北京：清华大学出版社．

洪坚平，来航线，2005．应用微生物学[M]．北京：中国林业出版社．

黄桂辉，陈辉芳，2014．论高职院校医药专业实验考核创新[J]．医药前沿，4（16）：82-83．

黄桂辉，陈辉芳，2014．职业技术学院实验课程改革思考[J]．医药前沿，（13）：62-63．

黄善平，2007．高压蒸汽灭菌装置故障维修四例[J]．医疗装备，20（1）：32．

黄文芳，张松，2010．微生物学实验指导[M]．广州：华南师范大学出版社．

金宇，2008．浅析立式高压灭菌锅的常见故障及处理方法[J]．石河子科技，(5)：24-25．

虎永敏，2011．利用无线温度记录仪校准高压灭菌锅的温度[J]．上海计量测试，(5)：46-47．

曲音波，2005．微生物技术开发原理[M]．北京：化学工业出版社．

沈萍，陈向东，2007．微生物学实验[M]．4版．北京：高等教育出版社．

汪天虹，2005．微生物分子育种原理与技术[M]．北京：化学工业出版社．

王芳，等，2008．高压蒸汽灭菌锅的使用[J]．实验室科学，(6)：154-155．

邢增威，陈辉芳，杨凤琼，2013．高职医药院校实验教学质量的过程监控探讨[J]．医药前沿，(5)：350-351．

徐长春，2008．高压灭菌锅的使用[J]．中国医学装备，5（4）：24-26．

翟礼嘉，等，2004．现代生物技术[M]．北京：高等教育出版社．

翟中和，王喜忠，丁明孝，2000．细胞生物学[M]．北京：高等教育出版社．

诸葛健，2002．工业微生物资源开发应用与保护[M]．北京：化学工业出版社．

邹艳，等，2017．病原生物学与免疫学实验指导及同步习题集[M]．天津：天津科学技术出版社．

A N 格拉泽，二介堂弘，2002．微生物生物技术：应用微生物学基础原理[M]．陈守文，喻子牛，等译．北京：科学出版社．

PRESCOTT L M, et al., 2003．微生物学[M]．5版．沈萍，彭珍荣，译．北京：高等教育出版社．

ALEXANDER S K, et al., 2004. Laboratory Exercises in Organismal and Molecular Microbiology[M]. New York: McGraw-Hill Companies Inc.

HARLEY J P, et al., 2002. Laboratory Exercises in Microbiology[M]. 5th ed. New York: McGraw-Hill Companies Inc.

MADIGAN M T, et al., 2006. Brock's Biology of Microorganisms[M]. 11th ed. New Jersey: Prentice Hall.

NORREL S A, et al., 2003 Microbiology Laboratory Manual[M]. 2nd ed. New Jersey: Pearson Education Inc.

SAMBROOK J, et al., 2001. Molecular Cloning: A Laboratory Manual[M]. New York: Cold Spring Harbor Laboratory Press.